RÜDIGER BUSCHE

DIE MANNDIÄT

DIE LOW-CARB-DIÄT, DIE MÄNNERN SPASS MACHT

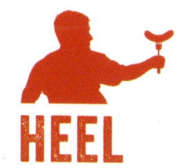

HEEL

Vielen Dank an alle fleißigen Helferlein, die mich bei der Entstehung der Manndiät unterstützt haben, ganz besonders an meinen Vater Prof. Dr. Detlef Busche.

HEEL Verlag GmbH
Gut Pottscheidt
53639 Königswinter
Tel.: 0 22 23 92 30-0
Fax: 0 22 23 92 30-13
E-Mail: info@heel-verlag.de
www.heel-verlag.de

© 2013 HEEL Verlag GmbH
4. Auflage 2017

AUTOR: Rüdiger Busche
GESTALTUNG UND SATZ: Oliver Hessmann, Köln
LEKTORAT UND PROJEKTMANAGEMENT: Ulrike Reihn-Hamburger

FOTOS: Uli Mattes photography, Hamburg, www.uli-mattes.de
FOTOASSISTENZ: Nino Herrlich
Mit Ausnahme von:
S. 10, 15: Archiv des Autors, S. 18: © Okea/Fotolia.com, S. 30–31: © Picture Partners/Fotolia.com

Dieses Kochbuch wurde nach bestem Wissen und Gewissen verfasst. Weder der Verlag noch der Autor tragen die Verantwortung für ungewollte Reaktionen oder Beeinträchtigungen, die aus der Verarbeitung der Zutaten oder der Ernährungsweise entstehen.

Printed in Slovenia

ISBN 978-3-86852-691-2

FLEISCH

GEFLÜGEL

FISCH

BEILAGEN

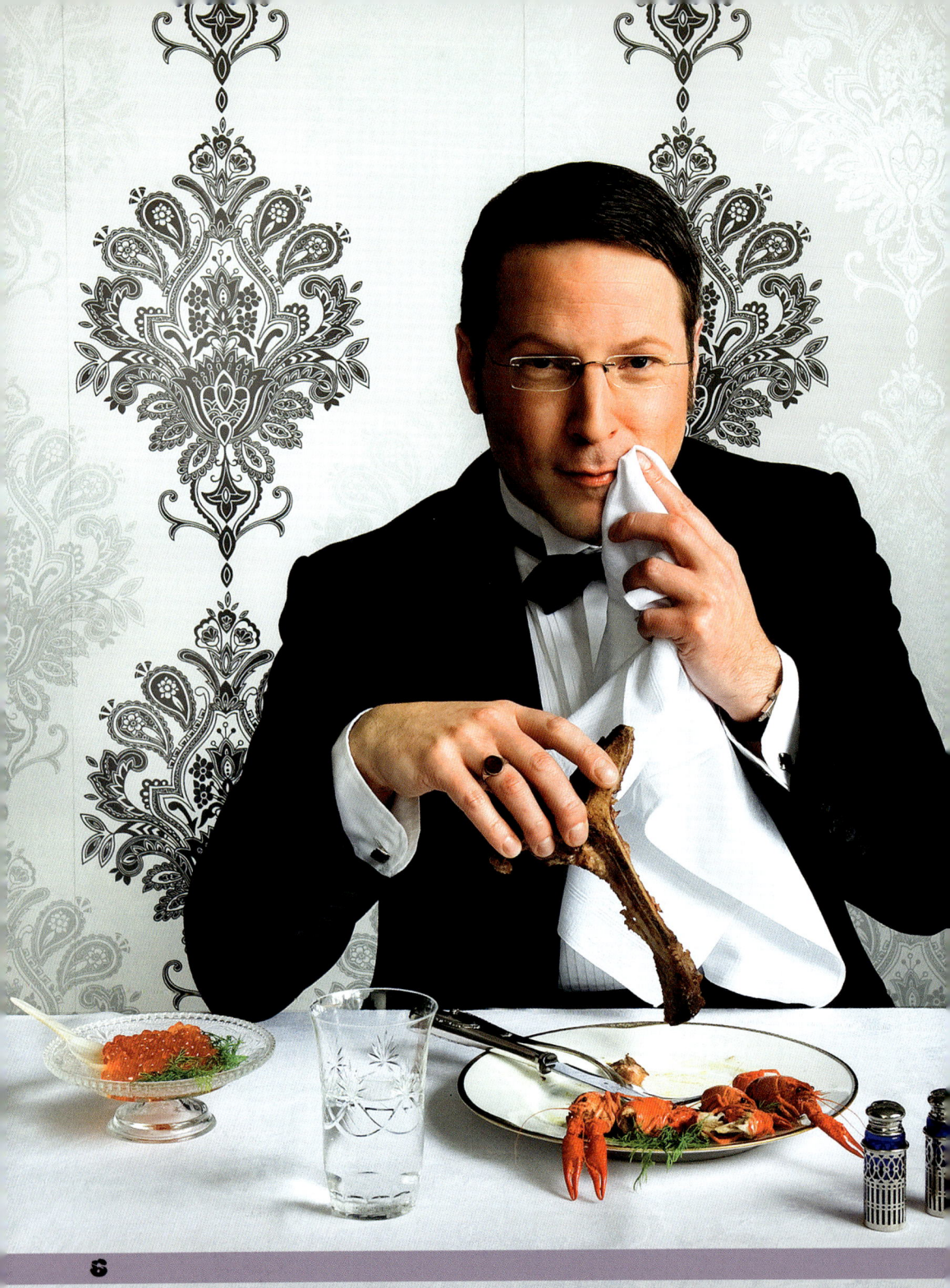

VORWORT

In diesem Buch finden Sie alle nötigen Informationen zum einfachen Abnehmen mit dauerhaftem Erfolg sowie teils sehr überraschende Rezepte für eine vielfältige, wohlschmeckende und dennoch effektiv gewichtsreduzierende Ernährung. Alle Rezepte sind auch von küchenunerfahrenen Männern leicht zuzubereiten. Ergänzt werden die Rezepte durch eine umfangreiche Lebensmittelliste mit einem übersichtlichen Ampelsystem sowie zahlreichen Tipps und Hinweisen – vom Einkauf der Zutaten bis zur optimalen Zubereitung der Speisen.

Im Gegensatz zu vielen anderen Low-Carb-Kochbüchern lasse ich bei meinen Rezepten nicht nur „verbotene Lebensmittel" weg, sondern biete leckere Alternativen. Ich zeige Ihnen, wie Sie Ihr Schnitzel ohne Semmelbrösel panieren, eine Rahmsauce ohne Sahne oder einen Mandelpudding ohne Zucker und Milch zaubern können.

Und nun: Herzlich willkommen auf dem Weg zu einem neuen Körpergefühl!

Um einen merklichen Erfolg beim Abnehmen zu verzeichnen, ist es sehr wichtig, dass Sie alle Kapitel aufmerksam durchlesen. Es ist am sinnvollsten, dies in der vorgegebenen Reihenfolge zu tun. Auch in der Einleitung der Rezepte gibt es viele wichtige Tipps und Mengenangaben, um Ihnen das Kochen zu erleichtern.

Nun wünsche ich Ihnen viel Motivation, Durchhaltekraft, Erfolg und vor allem guten Appetit.

Ihr

Rüdiger Busche

DIE MANNDIÄT!

KOCHEN UND SCHLEMMEN MIT WENIG KOHLENHYDRATEN

Sie mögen Currywurst, Rumpsteak, Fisch, Käse, grüne Salate und Pilze? Sie wollen abnehmen? Es gibt sicherlich Hunderte von Büchern über Low-Carb-Diäten, doch kein einziges richtet sich speziell an Männer und ihre Lieblingsspeisen. Die Manndiät soll deshalb nicht der zigste Lebensratgeber sein, sondern eher eine Ideen- und Rezeptesammlung, die auch jedem Ungeübten am Herd hilft, das tägliche Leben mit wenigen Kohlenhydraten zu meistern.

Ich möchte Ihre Kreativität in der Küche wecken, dazu Tipps geben, was im Restaurant bestellt werden kann, was man „im Notfall" an der Tankstelle zu essen kaufen kann und wo die Tücken, Fallen und Missverständnisse der kohlenhydratarmen Ernährung liegen.

Das Konzept der Manndiät gliedert sich aus diesem Grund in die folgenden Kapitel:
★ Vorwort
★ Wie kam ich drauf?
★ So funktioniert's
★ Tipps
★ Rezepte
★ Liste der erlaubten und verbotenen Lebensmittel

Als ich vor gut zehn Jahren meine Ernährung auf eine weitgehende Vermeidung von Kohlenhydraten umstellen wollte, stand ich vor vielen Fragen, wie zum Beispiel:
★ Wie dicke ich eine Sauce ohne Stärke an?
★ Darf ich Wein trinken?
★ Wie paniere ich ein Schnitzel ohne Mehl oder Semmelbrösel?
★ Gibt es Pudding ohne Kohlenhydrate?
★ Was mache ich, wenn ich einen Jieper auf Süßes bekomme?
★ Was kann man frühstücken?
★ Gibt es Brot ohne Kohlenhydrate?

Im Internet gibt es genug Foren zur kohlenhydratarmen Ernährung, hin und wieder auch gute Tipps dazu in Kochbüchern. Mir ist bis dato jedoch keine umfassende Veröffentlichung begegnet, die Low Carb erklärt, dabei gleichzeitig wichtige Tipps und Kniffe angibt, eine Zusammenstellung von Lebensmitteln bietet, die bei dieser Ernährungsweise erlaubt sind, und alltäglich nutzbare Rezepte präsentiert, die ein Leben mit extrem wenig Kohlenhydraten ermöglichen. Diese Lücke soll mit der Manndiät geschlossen werden.

WARUM EIGENTLICH MANNDIÄT?

Ich habe mit meiner neuen Ernährungsweise mein ganzes berufliches und privates Umfeld „infiziert".

Viele sahen an meiner nachhaltig veränderten Figur den Erfolg meiner Ernährungsumstellung und fragten, wie ich so viele Kilos dauerhaft und ohne den berüchtigten Jojo-Effekt verlieren konnte. Stolz erzählte ich natürlich allen meine Low-Carb-Story, und um mich herum probierten immer mehr Leute diese Idee sehr erfolgreich aus.

Merkwürdigerweise berichteten mir viele Frauen schon nach wenigen Tagen, dass sie sich unwohl fühlten, dass ihnen das in Marmelade getauchte Croissant zum Frühstück „ach so fehle", keine Schokoladentafel vor dem Fernseher oder ein Latte Macchiato ohne Zucker nicht zu überleben seien und so weiter.

Männer in meinem Umfeld hingegen freuten sich über das Wiener-Würstel zum Frühstück und hatten gar nichts daran auszusetzen, wenn es abends Rumpsteak mit Pilzen, aber ohne Ofenkartoffel gab.

Männer sind wohl eher „Fleischfresser", die diese Ernährung mögen und auch vertragen.

Etwas überspitzt gesagt: Wir haben als Steinzeitmenschen über Jahrtausende hinweg Feldsalat mit einigen Preiselbeeren auf einem saftigen Mammutsteak gegessen – die Menschheit ist somit ohne Kellogg's & Co. und fettfreiem Müslijoghurt zu dem geworden, was sie heute ist.

Wenn Sie sich als Frau also auch eher zum Putenschnitzel als zu Kuchen, Pasta und Karamell-Latte-Macchiato hingezogen fühlen, ist die Manndiät auch genau das Richtige für Sie und Sie sind mehr als herzlich willkommen!

Die sehr schöne Antwort auf folgende Frage bringt mein Thema genau auf den Punkt: Wie werden Schweine oder auch Puten innerhalb von sechs Monaten schön fett und schlachtreif gefüttert? Na klar – mit Getreide und nicht mit Schmalz oder anderen Fetten...

Was macht uns also dick?
Also Jungs (und Mädels) – probiert's einfach mal aus!

WIE KAM ICH AUF LOW-CARB?

KÖRPERGRÖSSE 1,72 M – GEWICHT 110 KG

und erst 33 Lenze jung – definitiv zu viel Gewicht!

Mein Kopf ging ohne richtigen Übergang direkt in meinen Körper über. Mein Haupt wiegte sich auf drei bis vier Kinns (schon komisch – es gibt eigentlich keinen Plural für „das Kinn"). Wenn ich so vor dem Spiegel stand und meinen Körper in seiner Fülle bewunderte, schwankte ich immer zwischen „Naja, es gibt noch viel molligere" und „Wann machst Du endlich Diät?"

Meinen Schlüsselmoment hatte ich, als ich mir mein Snowboard anschnallen wollte und wegen meines Waschbärbauchs mechanisch nicht mehr richtig an die Schnallen der Bindung kam. Was also tun? Ich hatte eine Region meiner Fettleibigkeit erreicht, die alle ästhetischen und medizinischen Grenzen sprengte. Doch warum kümmert man sich nicht früher um eine schlankere Erscheinung? Warum sagen so viele Freunde und Bekannte:

★ „Das passt doch zu dir ..."
★ „Nur so kennen wir dich ..."
★ „Ein Mann ohne Bauch ist kein Mann ..."
★ „So dünne Männer sind unerotisch ..."
★ „Mit dir kann man so toll kuscheln ..."
★ „Bleib, wie du bist ..."
★ „So haben wir dich gerne ..."
★ „Sei froh, du kannst essen, was du willst ..."
★ „Im Mittelalter oder der Steinzeit wärst *du* das Ideal gewesen ..."
★ „Du bist einfach ein guter Futterverwerter ..."
★ „An den richtigen Stellen bist du schön rund ..."

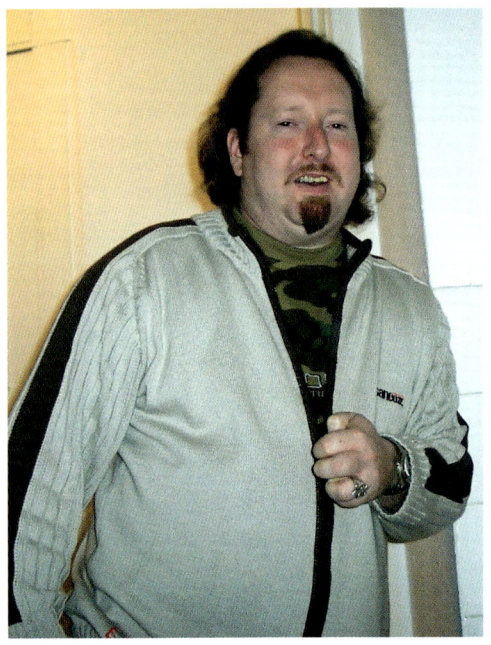

Lügen die mich an oder finden mich meine Freunde wirklich gut, so wie ich bin?

In etlichen Talkshows sieht man immer wieder das Gleiche: Männer oder Frauen, die weit über 100 kg wiegen und erzählen, dass sie glücklich seien, sich gut fühlten, tollen Sex hätten und dass die Welt endlich akzeptieren müsse, dass Dicke keine Randerscheinung der Gesellschaft sind, sondern deren Herz und Seele. **Nein!** Ich gehöre nicht dazu. Ich kann mir einfach nicht vorstellen bzw. ich weiß, dass man sich als dicker Mensch nicht wohl fühlt. Ein Bäuchlein oder runde Bäckchen sind wirklich in Ordnung, aber wenn ich einen Kasten Wasser in den zweiten Stock tragen will und dabei fast einen Anfall von Atemnot bekomme, kann dies nicht im Sinne des Erfinders sein. Mal ganz abgesehen von den medizinischen Aspekten, sind ein dicker schwabbeliger Bauch und das dazugehörige Doppelkinn wirklich sexy? Es kommt zwar auf die inneren Werte an, aber – so ein Quatsch, oder?

Was soll das mit den inneren Werten? Klar sind sie auf den zweiten Blick sehr wichtig, der erste Eindruck ist jedoch ein rein visueller. Wenn der nicht stimmt, hat man nur die Wahl zwischen kompletter Ablehnung oder einer neuen „besten Freundin". So wollte ich wirklich nicht weitermachen. Warum war ich so unglaublich lange Single? Es kann nicht daran liegen, dass ich nicht nett war oder bin, da ich wirklich viele sehr gute Freundinnen habe. Frauen mögen mich, jedoch sehen sie mich eher als Haustier denn als Mann. Mit mir kuscheln wollen alle, doch auf die Idee, dass ich mehr möchte, kommen die meisten nicht. Ich denke, dass viele zu üppige Menschen unter dem „Haustiersyndrom" leiden. Sie werden sehr gemocht, sprechen aber körperlich kaum jemanden an.

Was tun? Brigitte-Diät, Kartoffeldiät, die Magische Kohlsuppe essen, auf Kalorien achten, FDH oder sogar FDV (FrissDasViertel) oder der totale Horror – *Sport*? Wie soll man Sport machen, wenn einem nach fünf Minuten der Puls im Kopf pocht und man der Ohnmacht nahe ist? Soll ich mich jetzt monatelang von Kohlrabistangen, Magerquark und Müsli ernähren? Nein, auch das kann nicht funktionieren. Essen ist doch purer Genuss und gehört einfach zur Lebensqualität.

So „modelmäßig" ständig auf die Ernährung zu achten nimmt einem doch den ganzen Spaß am Leben. Alle, die sich Gedanken machen, dass die Tüte Chips zum Film eine Sünde ist, sind doch arm dran – oder etwa nicht???

Dick sein kann zur Religion werden. Bin ich dick, muss ich mich mit meinem Körper arrangieren. Das geht am besten, wenn ich mir immer wieder einrede, dass ich, so wie ich bin, O.K. bin. Irgendwann glaube ich das dann selbst und gehe den Kompromiss ein, mich so zu akzeptieren. Das klappt oft und sehr lange wirklich gut. Warum aber ertappe ich mich dann doch, eine Zeitschrift zu kaufen, die mir die 25-Kilo-in-14-Tagen-Diät verkaufen möchte? Warum kaufe ich mir Diätpillen für 50 Euro, die ganze 10 Tage reichen? Warum bestelle ich mir im TV eine Bauchwegmaschine für nur 199 Euro, die bald total verstaubt in einer Ecke ihr unsinniges Dasein fristet?

Es liegt einfach nicht in der Natur des Menschen, fett zu sein. Das sieht man schon ganz einfach daran, dass ich selbst in einer Phase, in der ich mich glücklich und zufrieden fühlte, eher auf schlankere Frauen achtete als auf zu pummelige. Warum fand ich eine dicke Frau nicht hinreißend und bezaubernd? Ich war doch genauso gebaut! Fragen über Fragen. Gedanken über Gedanken.

Seien wir doch einmal ganz ehrlich zu uns: Wir wären einfach gern schlank. Wir würden auch mal gern hippe Mode kaufen und nicht nur XXL. Die Auswahl wird mit zunehmender Konfektionsgröße doch immer geringer. Ich denke, dass unglaublich viele Männer, die die Natur mit zuviel Körper gesegnet hat, diese Gedanken umtreiben. Wie überwindet man jedoch den inneren Schweinehund, wie komme ich zu dem Körper, der mir gefällt? Es muss doch eine Diät geben, bei der ich nicht das Gefühl habe, unter ständigen Entbehrungen mit 100 g pro Woche auf mein Idealgewicht zuzusteuern. Was habe ich nicht alles ausprobiert! Knäckebrot mit Diätwurst und Müsli mit fettarmer Milch. Toll, ganz toll, nach den ersten drei Wochen hatte ich ein ganzes Kilo weg – nur hat das keiner gesehen. Naja, wenn's keiner sieht, ist es ja egal! Die ganzen Diätprodukte habe ich wirklich zu Genüge ausprobiert, ohne wirklich einen merklichen Erfolg zu erleben.

Ich habe dann mal die Nährwertangaben dieser so hoch gepriesenen Produkte durchgelesen. Dabei fiel mir auf, dass z. B. bei einer ganz ordinären Fleischwurst der Fettgehalt bei 23 % lag, bei dem Diätprodukt (Geflügel) aber fast gleich hoch bei 20 %. Ganz normale Cornflakes, für 0,89 € die Packung, haben 372 kcal pro 100 g, die „Superduper-Bio-Gesundcornflakes" für 2,99 € aber sogar 374 kcal pro 100 g – oops!

Ja, äh … wie jetzt? Wenn ich in der Schule beim Rechnen richtig aufgepasst habe, liegen die Kalorien-Differenzen zwischen vielen Diätprodukten und herkömmlichen Produkten häufig bei nicht einmal 10 %, und um beim Cornflakes-Beispiel zu bleiben, hat ein Diätprodukt sogar mehr kcal als das herkömmliche. Was soll das? 10 % weniger machen 100–200 % mehr Preis aus!? 100 g Cornflakes ohne Milch haben mehr Kalorien als 100 g Fleischwurst!? Da kann doch etwas nicht stimmen. Nehme ich deshalb nicht ab, obwohl ich ein Vermögen für Diätprodukte ausgebe? Was ist denn dann Diät? Da könnte ich ja einfach vom normalen Essen einen Löffel oder Bissen weniger essen und wäre auf dem gleichen Level.

Nun fing ich an, mehr als stutzig zu werden. Mein Arzt hatte mir einmal gesagt, dass ich, um abzunehmen, auf fettarme Ernährung achten müsse. Ich kaufe deshalb für richtig viel Geld jene Diätprodukte, deren Namen mir die Werbung seit vielen Jahren in den Kopf hämmert. Ich esse das berühmte Knäckebrot mit Diätleberwurst, trinke Milch mit 1,5 % Fettgehalt statt 3,5 %. Und damit habe ich dann ganze 10 % Kalorien gespart!?! Moment mal! Ich bin zu fett. Ich will Diät machen. Ich esse Diätprodukte, die eigentlich kaum weniger Kalorien als Normalprodukte

haben. Ich esse über Wochen nur diese wirklich teuren Produkte, um lediglich 10 % Kalorien zu sparen? Ich wundere mich nun wirklich nicht mehr, warum ich auch nach meiner 25. Diät niemals richtig Gewicht verloren habe.

Aber wo ist da der Wurm drin? Wenn die Differenz der Kalorien zwischen ganz normalen Lebensmitteln und Diätprodukten so marginal ist, was muss ich dann weglassen, um Gewicht zu verlieren?

So begann ich, mich nun wirklich mit dem Stoffwechsel, mit Kalorien, Fetten etc. zu beschäftigen.

Vielleicht sind ja gar nicht die Kalorien, die ich zu mir nehme, ausschlaggebend. Vielleicht sind die Zusammenhänge ja doch viel komplexer, als sie mir die Werbung bis dato suggeriert hatte?

Bei meinen Recherchen stieß ich auf sehr viele Glaubensbekenntnisse über Diäten und wie man schlank wird, jedoch musste ich bei einem wirklich aufhorchen und fing an, mich damit näher zu beschäftigen. In den 1970er Jahren kamen die ersten amerikanischen Ärzte und Wissenschaftler auf die Idee, dass nicht grundsätzlich die Fette, die man täglich zu sich nimmt, dick machen, sondern die Kohlenhydrate. Diese revolutionäre Idee wurde natürlich von der gesamten Diätproduktlobby und vielen Ärzten niedergemacht. Kohlenhydrate machen nicht dick, Fette machen dick! Wer sagt das?

Ich war schon immer der Typ, der gern gegen den Strom schwimmt, Mainstream hat mich immer schon etwas abgeschreckt. Ich interessierte mich deshalb wirklich extrem für diese auf den ersten Blick verrückt erscheinende Theorie.

Das Schlagwort aus den USA lautet *Low Carb,* für *Low Carbohydrate Content,* also: wenig Kohlenhydrate. Die ganzen Fette waren in diesen innovativen Theorien relativ egal. Das klang doch mal interessant, da ich mit all meinen fettfreien Diäten wirklich nahezu kein Gramm abgenommen hatte. Vielleicht war da was dran.

An dieser Stelle möchte ich betonen, dass ich kein Arzt bin. All mein Wissen basiert auf Erfahrungen, die ich mit extrem vielen Diäten und meinem Körper gemacht habe. Ich möchte hier nur berichten, wie ich selbst es geschafft habe, mein Körpergewicht um ein Drittel zu reduzieren. Ich kann und möchte dafür keine wissenschaftliche Erklärung bieten. Ich möchte nur meinen Erfolg gerne mit vielen anderen „Leidensgenossen und -genossinnen" teilen.

Also, vielleicht war da etwas dran. Wenn ich mit so vielen Diäten ganz und gar nicht erfolgreich gewesen war, vielleicht war ich nur falsch informiert worden. Ich beschäftigte mich nun umfassend mit dieser Low-Carb-Theorie. In der Presse wurde damals dieser Ansatz ständig verrissen und als superschlecht für den Körper bezeichnet. (Mein Hausarzt, der mir vor zehn Jahren kategorisch von der Reduktion von Kohlenhydraten abgeraten hat, rät heute seinen Patienten dazu. Tja ...!)

Da ich, wie schon gesagt, immer gern gegen den Strom schwimme, beschloss ich, diesen kohlenhydratarmen Ernährungsansatz an mir selbst auszuprobieren. Und ich kam zu wirklich atemberaubenden Ergebnissen!

In den Büchern über Low Carb, die ich mir kaufte, entdeckte ich, dass die Lebensmittel, die „erlaubt" waren, hervorragend in meinen Speiseplan passten und so begann ich mit meiner ich weiß nicht wie vielten Diät. Nach den ersten zwei Wochen hatte ich nahezu drei Kilo abgenommen. Das war ein Erfolg, den ich in meiner gesamten Diäthistorie noch nie erlangt hatte.

Ab jetzt möchte ich mich etwas kürzer fassen, da ich es für sinnvoller halte, Sie diese Lebensweise selbst ausprobieren zu lassen, als weiter mit meinen Erfolgen zu prahlen. Mit meiner ausführlicher dargestellten Vorgeschichte wollte ich nur klar machen, dass dies nicht das tausendste Buch über eine ganz normale Diät ist, sondern über eine Ernährungsweise, die dem Mainstream widerspricht und die wirklich zu unglaublichen Erfolgen führen kann. Die einzige Gemeinsamkeit meines Vorschlags, Ihr Gewicht zu reduzieren und somit Ihr Leben grundlegend zu verändern, ist:

1. **Sie** müssen es wirklich **wollen.**
2. Sie müssen wirklich konsequent sein.
3. Lügen Sie sich bitte nicht in die eigene Tasche!
★ Neu ist:
4. Halten Sie sich strikt an meine Lebensmittel-Vorschläge!
5. Lassen Sie sich nicht von Ihrer Freundin, Frau, Freunden oder anderen „Besserwissern" beeinflussen!
6. Schmeißen Sie alles, was Sie bis dato über Diäten dachten oder gehört haben, über Bord!

Wenn Sie bereit sind, sich an diese sechs Regeln zu halten, verspreche ich Ihnen, dass Ihr Leben innerhalb der nächsten sechs Monate eine unglaubliche Wendung nehmen wird.

KÖRPERGRÖSSE: 172 CM – GEWICHT: 78 KG

und 43 Lenze jung – das ist definitiv O.K.!

So sind meine Daten heute, und vor allem halten sich diese seit mehr als zehn Jahren. Naja, bis auf mein Alter, das konnte ich leider nicht reduzieren. Ich fühle mich sehr gesund und wohl, und alle meine Blutwerte sind völlig in Ordnung. Wenn Sie mit Ihrem Arzt sprechen, lassen Sie sich vielleicht wissenschaftlich erklären, wie bzw. aus was der menschliche Körper Fett produziert. Als Fazit wird er Ihnen sagen: aus Kohlenhydraten, **nicht** aus Fett!

Ich bin seit vielen Jahren Hobbykoch und verwöhne sehr gern Gäste – und natürlich mich selbst – mit kulinarischen Köstlichkeiten aus aller Welt.

Seit meiner Umstellung auf die kohlenhydratarme Lebensweise habe ich immer zu Hause mein Essen vorgekocht und mit ins Büro genommen, anstatt mittags mit den Kollegen in die Kantine zu pilgern. Nach und nach sprach sich herum, was ich mir täglich für tolle Leckereien zum Mittag auftischte. Meine Kollegen im Büro standen immer öfter fassungslos vor meinem Teller und konnten nicht glauben, dass das, was sie dort sahen, ein Diätessen sein sollte. Meine immer fettärmere Erscheinung hat sie jedoch eines Besseren belehrt.

Das Allerwichtigste an einer Diät ist für mich, dass ich satt werde, dass es mir schmeckt, und dass ich das Gefühl habe, nichts unzumutbar zu entbehren. Natürlich gibt es bei Low Carb auch Einschränkungen, jedoch meiner Meinung nach wesentlich weniger als bei anderen Diäten. Den leidlich bekannten Jojo-Effekt habe ich mit dieser Ernährungsumstellung nicht erlebt. Die mit der Manndiät gemachten, sehr positiven Erfahrungen haben mich dazu bewogen, diese als Buch zu veröffentlichen, um meine Ideen und Erfahrungen auch anderen Menschen weitergeben zu können.

Ich gehe davon aus, dass Sie außer unter Ihrem Übergewicht nicht auch an wirklichen Krankheiten, insbesondere des Stoffwechsels, leiden, bei denen die Low-Carb-Ernährung möglicherweise nicht oder nur eingeschränkt möglich ist. Fragen Sie in einem solchen Fall bitte unbedingt Ihren Arzt.

★ Und nun guten Appetit!

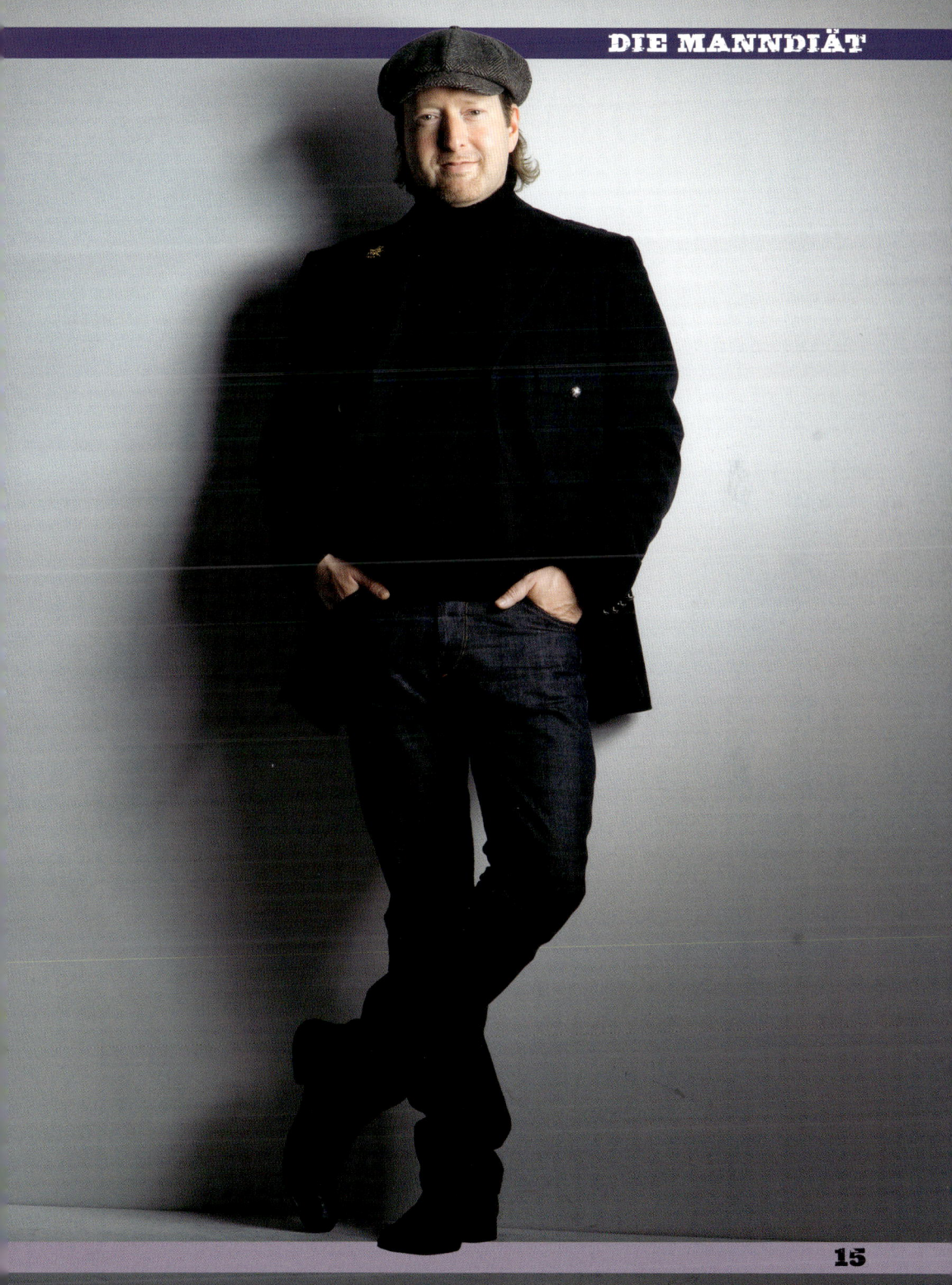

SO FUNKTIONIERT'S

Für unsere Gewichtzunahme ist meist eine übermäßige Ausschüttung von Insulin verantwortlich. Dieses Hormon wird in der Bauchspeicheldrüse produziert und hat die Aufgabe, den Blutzuckerspiegel zu regulieren. Führt man dem Körper zu viele Kohlenhydrate zu, wird der Fettabbau unterbrochen. Die nicht verbrauchten Kohlenhydrate werden zu Fett umgewandelt und an den uns allen bekannten Stellen „für schlechte Zeiten" eingelagert.

Manche Kohlenhydrate, wie Zucker oder weißes Mehl, sind für unseren Körper schon stark aufbereitet, das heißt er kann sie ohne viel Mühe sofort in Energie umwandeln. Wir kennen das alle z. B. von Traubenzucker, der uns sofort mit „Power" versorgt. Führt man dem Körper aber zu viele solcher Kohlenhydrate zu, so entsteht häufig die sogenannte „Insulin-Hunger-Spirale". Unser Körper bzw. die Bauchspeicheldrüse ist durch die oft maßlose Zufuhr dieser Kohlenhydrate so konditioniert, dass viel zu viel Insulin ausgeschüttet wird und der Körper so ständig das Gefühl hat, Hunger zu verspüren. Die Fettverbrennung wird dadurch unterbunden.

Ernähren wir uns jedoch von Eiweißen, Ballaststoffen oder guten Fetten, muss der Körper „richtig arbeiten", um diese Bausteine in Energie umzuwandeln. Der Insulinspiegel wird auf einem niedrigen Niveau gehalten, sodass unangenehme Hungergefühle, insbesondere der Heißhunger, fast völlig verschwinden. Und vor allem beginnt der Körper damit, die eigenen Fettreserven zu verbrennen.

Mein Lieblingsbeispiel hierfür ist ein Nutella-Toast. Sie wissen sicher, wie gut ein warmes Toastbrot mit reichlich Nutella darauf schmeckt. Haben Sie sich nie gewundert, dass Sie ohne große Probleme fünf oder mehr dieser leckeren Toasts hintereinander essen können? Das weiße Mehl im Toast und der viele Zucker in der Nussnougatcreme machen es unserem Körper unglaublich einfach, diese Lebensmittel in Energie bzw. Fett umzuwandeln. Kaum im Magen, schon auf der Hüfte! Versuchen Sie jedoch einmal, in der gleichen Zeit fünf Frikadellen zu essen – keine Chance! Nach zwei Stück werden Sie komplett satt sein und das für Stunden. Die Toasts hingegen jagen Ihren Insulinspiegel dermaßen in die Höhe, dass nur eine halbe Stunde später, wenn der Insulinspiegel wieder „in den Keller" rast, ein neues Hungergefühl entsteht. Das Paradebeispiel für die „Insulin-Hunger-Spirale"!

Dies ist die ganze Idee hinter der Low-Carb-Theorie und für mich als wissenschaftlichen Laien klingt sie sehr plausibel. Auf dieser Basis habe ich Rezepte gesucht und entwickelt, die mit wenig Kohlenhydraten auskommen.

Es ist ein Märchen, dass man bei Low Carb so viel Fett essen könne, wie man möchte – auch wenn dies in Presse- oder Fernsehbeiträgen immer wieder kolportiert wird. Auch bei der Low-Carb-Ernährung sollte man gewisse Fette reduzieren. Es geht um Proteine bzw. Eiweiße und nicht um reines Fett.

Beim ersten Schritt auf dem Weg zur Gewichtsreduzierung muss massiv auf Kohlenhydrate verzichtet werden. Dazu finden Sie eine Liste mit erlaubten und verbotenen Lebensmitteln. Leider gehören in der Abnehmphase auch die meisten Obstsorten auf den Index. Obst hat zu viel Fruchtzucker und würde somit die Fettverbrennung unterbinden.

Oft taucht die Frage auf, wie wir unseren Körper mit Vitaminen versorgen können, wenn auf Obst verzichtet werden muss. Machen Sie sich darüber keine Sorgen. Wir leben in der sogenannten Ersten Welt in einer Zeit, in der unser Körper einer völligen Überversorgung an Vitaminen ausgesetzt ist. Die meisten Vitamine werden ungenutzt wieder ausgeschieden. Die erlaubten Gemüsesorten wie Sauerkraut (Vitamin C) und auch Fleisch (Vitamine A, B, E, K) enthalten ausreichend Vitamine und Mineralien für eine gesunde Ernährung. Sogar Ketchup hat einen hohen Gehalt an Vitamin C.

ERFOLGE MESSEN

Die hier vorgestellte Ernährungsumstellung ist die einzige Diät, deren täglichen Erfolg Sie mithilfe eines Teststreifens kontrollieren können. Wenn im Körper ein Mangel an Kohlenhydraten besteht, scheidet er im Urin die sogenannten Ketone aus. Der Körper fällt dann in einen als Ketose bezeichneten Stoffwechselzustand, in dem Fettsäuren in der Leber zu Ketonkörpern abgebaut werden – als Alternative zur Bereitstellung von Traubenzucker aus dem Abbau von Kohlenhydraten. Ketone sind leicht mithilfe eines Teststreifens nachzuweisen, den Sie rezeptfrei in jeder Apotheke bekommen. Damit haben Sie einen sichtbaren Beweis für den Fettabbau in Ihrem Körper.

Der Körper speichert Kohlenhydrate etwa zwei bis drei Tage lang. Etwa ab dem dritten Tag nach Beginn der Diät sind Ketone im Urin nachweisbar. Das heißt also, dass nach drei Tagen der erste Teststreifen zur Kontrolle verwendet werden kann.

Am besten testen Sie Ihren Ketonspiegel jeden Morgen zur gleichen Zeit. Je dunkler sich der Streifen violett verfärbt, desto besser verbrennen Sie gerade Ihr Fett. Bleibt der Streifen jedoch weiß, haben Sie etwas „Falsches" gegessen. Durch diesen Kontrollmechanismus bekommt man sehr schnell ein Gefühl dafür, welche Lebensmittel man in der Abnehmphase essen kann und welche nicht. Lila ist also die Farbe, die Ihren Erfolg sichtbar bestätigt.

★ (Wenn Sie Diabetes haben sollten, konsultieren Sie unbedingt Ihren Arzt und befragen Sie ihn zum Ergebnis der Teststreifen!)

Wiegen Sie sich jeden Morgen! Es ist sinnvoll, eine Liste zu führen, in die Sie täglich Ihr Gewicht eintragen. Diese Liste ist nicht nur zur Selbstkontrolle, sondern dient auch der Motivation, denn Sie werden schnell erste Erfolge messen können.

Sie werden nach ein paar Tagen bemerken, dass Sie viel mehr Energie haben. Es ist deshalb sehr sinnvoll, sich sportlich zu betätigen. Ich meine damit nicht, dass Sie nun täglich 10 km joggen sollten. Bewegen Sie sich einfach mehr als vorher! Gehen Sie viel spazieren, nehmen Sie die Treppe, gehen Sie zum Supermarkt oder fahren Sie Fahrrad und benutzen Sie für kurze Wege nicht das Auto. Nach einiger Zeit werden Sie mehr Lust auf Sport verspüren und freiwillig anfangen, Fahrrad zu fahren, zu wandern, zu walken, zu schwimmen oder mit Inline Skates zu fahren. Bewegung tut sehr gut. Auch hierbei werden Sie einen richtigen „Bewegungsmotivationsschub" bekommen, durch den es Ihnen täglich leichter fallen wird, sich sportlich zu betätigen.

In der ersten Abnehmphase sollte Ihr täglicher Verzehr an Kohlenhydraten (KH) 10–20 g nicht überschreiten. Rechnen Sie sich

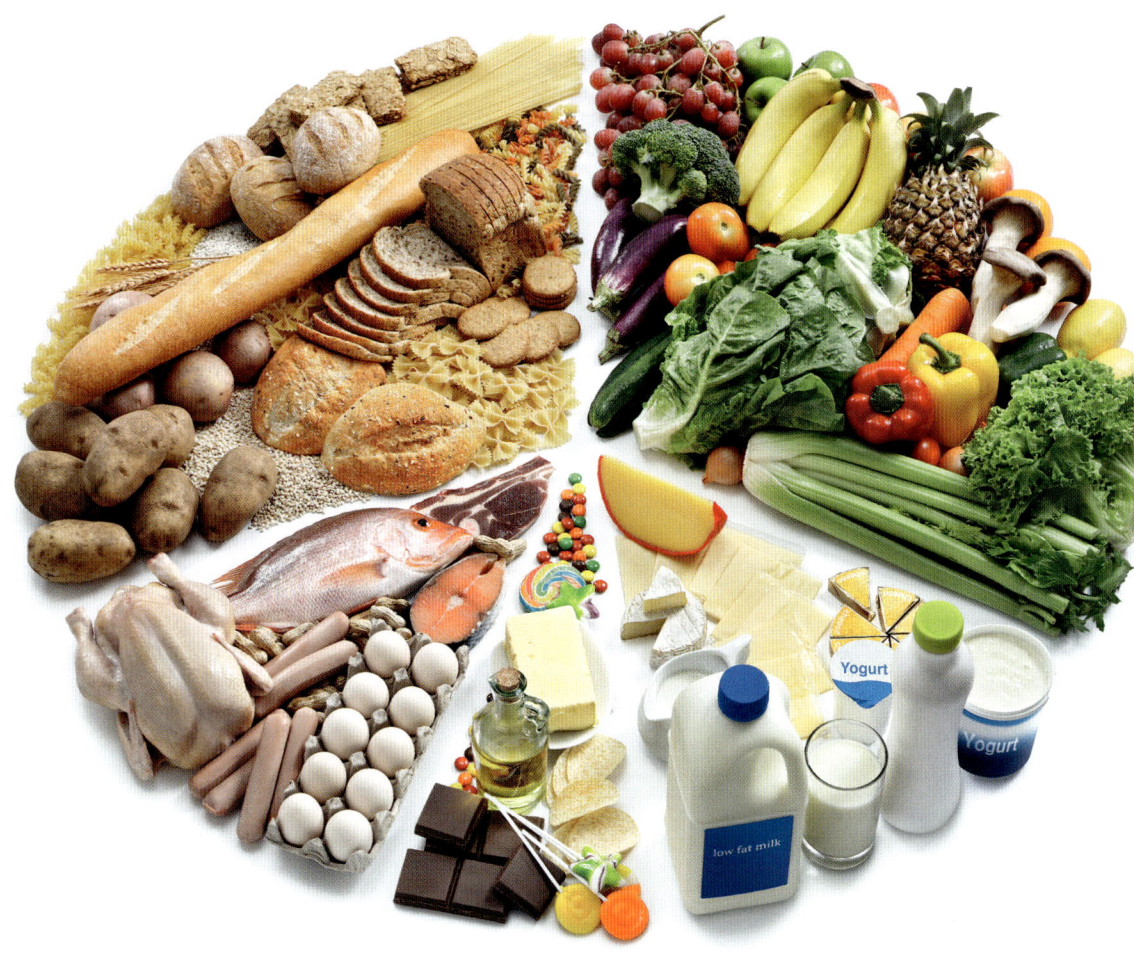

VERGESSEN SIE ERNÄHRUNGSPYRAMIDEN UND ANDERE VERALTETE SICHTWEISEN

grob zusammen, wie viele Kohlenhydrate Sie über den Tag zu sich genommen haben. Probieren Sie mithilfe der Teststreifen aus, wie viele Kohlenhydrate Ihr Körper verträgt, um die Fettverbrennung am Laufen zu halten. Je weniger KH Sie zu sich nehmen, desto schneller werden Sie abnehmen. Essen Sie z. B. anfänglich nicht zu jedem

Hauptgericht eine Gemüse-Beilage, sondern nur einen Salat.

Haben Sie beispielsweise mittags mit einem Bier „gesündigt", lassen Sie abends auf jeden Fall die Kohlenhydrate weg. Wenn Sie jedoch den Tag über nur erlaubte Lebensmittel zu sich genommen haben, ist eine Berechnung nicht nötig. Alle diese leckeren Dinge haben so wenig Kohlenhydrate, dass Sie kaum auf das Maximum von 20 g kommen werden.

Streng genommen ist die Manndiät keine wirkliche Diät. Sie ist mehr – so hoffe ich – Ihre neue Art und Weise, sich zu ernähren. Die Umstellung auf die neue Ernährungsweise besteht aus zwei Phasen:

★ In Phase 1 nehmen Sie so viel Gewicht ab, bis Sie Ihr Wunschgewicht – bzw. viel wichtiger: Ihr Wohlfühlgewicht – erreicht haben.
★ In Phase 2 geht es darum, Ihr Gewicht zu halten.

Phase 1 ist also die Diät und Phase 2 die Vermeidung des Jojo-Effekts.

Im Leben nach der Diät können Sie nun ganz einfach die Balance halten. Wenn es Sonntag Mittag leckere Knödel zum Schweinebraten gibt und zum Kaffee noch ein Stück Schwarzwälder Kirschtorte, dann genießen Sie diese Köstlichkeiten. Essen Sie dann aber an den Folgetagen bevorzugt Lebensmittel mit nur sehr wenigen Kohlenhydraten. So werden sich Ihre „Sünden" nicht auf dem Körper abzeichnen.

Bei manchen Männern ergaben sich in der Abnehmphase sogenannte Plateau-Phasen, in denen der Gewichtsverlust extrem gering war. Diese Plateaus kommen immer wieder vor. Sollten sie jedoch länger als drei Tage dauern, so „sündigen" Sie einfach mit zwei Brötchen zum Frühstück oder mittags mit einer Pizza oder einem Teller Pasta. Zum

einen freuen Sie sich über diese Leckereien, zum anderen schubsen Sie Ihren Stoffwechsel damit wieder in die richtige Richtung an.

Manche Körper gewöhnen sich schnell an den Entzug von Kohlenhydraten und schalten bei der Fettverbrennung auf Sparflamme, um „für schlechte Zeiten" vorzusorgen. Bekommt so ein Stoffwechsel dann ein paar einfach verwertbare Kohlenhydrate zugeführt, startet er wieder die Fettverbrennung, weil der Nachschub ja gesichert scheint.

Ein Thema, auf das ich immer wieder angesprochen werde, ist der Stoffwechsel. Wundern Sie sich nicht, wenn Sie in den ersten Tagen recht häufig pinkeln müssen. Die Umstellung auf Low Carb ist auch für Ihren Körper etwas Neues und er passt sich erst nach einigen Tagen an. Selbst der Stuhlgang wird sich verändern. Meist wird er wesentlich weniger, weil Sie im Laufe der Zeit weniger Nahrung zu sich nehmen. Sollte es mal „klemmen", essen Sie einen Esslöffel Leinsamen, das hilft meist genauso gut wie Medikamente aus der Apotheke.

Eine weitere etwas unangenehme Eigenheit des menschlichen Körpers beim Entzug von Kohlenhydraten ist, dass manchmal etwas Mundgeruch entsteht und der Urin leider stärker riecht als üblich. Erklären Sie bitte Ihrem Partner, dass diese Gerüche „oben wie unten" an der neuen Ernährung und nicht an mangelnder Körperpflege liegen. Bei einem ersten Date sollten Sie ca. 8–12 Stunden vor dem „ersten Kuss" einfach etwas Brot essen, um nicht gleich in Erklärungsnot zu geraten.

TIPPS

Hier nun einige Tipps, die das tägliche Leben mit Low Carb recht einfach machen:

★ Lassen Sie grundsätzlich die Finger von Fertiggerichten oder schon zubereiteten Lebensmitteln in jeder Form. Fertige Frikadellen sind mit bis zu 20 % Semmelbröseln angereichert, fertige Salatdressings werden mit Stärke gebunden, fertig mariniertes Fleisch ist zur Geschmacksverstärkung mit Zucker versetzt – nur bei frischen Lebensmitteln haben Sie die volle Kontrolle.

★ Passen Sie beim Kauf von Light-Produkten extrem auf! Sie sind zwar in der Regel fettreduziert, doch wird als Bindemittel z. B. Stärke oder Zucker beigemengt, um Geschmack hinein zu bekommen.

★ Tückisch ist z. B. auch geriebener Käse. Damit die Käseraspel in den Tüten nicht zusammenkleben, werden sie mit Kartoffelstärke bestäubt.

★ Lesen Sie grundsätzlich die Nährwertangaben auf allen Lebensmitteln! Es gibt von allen Dingen Sorten mit wenig und mit extrem vielen Kohlenhydraten. Mayonnaise der Firma Bruckmann hat z. B. nur 0,2 g KH auf 100 g, wobei eine Salatcreme oder Miracle Whip schon mit 12 g KH und mehr zuschlagen. Selbst bei Ketchup, das normalerweise selbst in kleinen Mengen gemieden werden muss, gibt es Produkte, die statt der üblichen ca. 30 g deutlich unter 10 g KH pro 100 g enthalten und somit sparsam verwendet werden könnten. Generell gilt: Kaufen Sie immer das „erlaubte" Produkt mit den niedrigsten KH-Angaben. Hier ist z. B. das zuckerfreie Ketchup der Firma Werder zu empfehlen.

★ Selbst Discounter sind bei diesen Angaben sehr vorbildlich! Es gibt kaum ein Produkt ohne Nährwertangaben. Sollten einmal keine Nährwertangaben auf dem Nahrungsmittel angegeben sein, gilt immer der Grundsatz „Finger weg"!

Eine merkwürdige Erfahrung in diesem Zusammenhang ist, dass oft die günstigen Marken des Lebensmittelhandels wesentlich weniger Zusatzstoffe beinhalten als teure Markenprodukte. So z. B. sind Peneland Gurken nur mit Essig und Salz konserviert (Edeka ca. 89 Cent) und haben nur 0,7 g KH. Die wesentlich teureren Kühne „Feine Gürkchen/Schlemmertöpfchen" enthalten zusätzlich Zucker und somit unglaubliche 13 g KH.

★ Fast alle Lebensmittel, die Sie nun verzehren, sollten unter 2 g und noch besser unter 1 g KH pro 100 g liegen. Eine Ausnahme bilden Getränke, da man hier sehr schnell 100 g bzw. ml zu sich nimmt. Hier sollten Sie sich an alles unter 0,3 g KH auf 100 ml halten. Getränke sind oft eine böse Falle, da sogar z. B. Volvic mit Fruchtaromen zusätzlich mit Zucker versetzt ist.

★ Vorsicht! Geraten Sie nicht in die mittlerweile oft vorhandene Spalte der Nährwertangaben, in der die Werte pro Portion angegeben werden. Für Sie sind die Werte pro 100 g maßgeblich!

★ Wenn Sie neugierig sind, welche Lebensmittel viele und welche wenig Kohlenhydrate enthalten, kaufen Sie sich die Nährwerttabelle der Deutschen Gesellschaft für Ernährung e. V. oder schauen Sie im Internet unter naehrwertrechner.de nach. Hier im Buch finden Sie auch eine Liste von Lebensmitteln, die erlaubt oder verboten sind.

★ Sehr wichtig für die Zubereitung der Speisen sind Gewürze und verschiedene Sorten von Essig und Ölen. Jedes Essen sollte ein völlig anderes, neues Geschmackserlebnis sein, um die Monotonie einer normalen Diät zu vermeiden.

★ Sie können alle Gerichte für die ganze Familie kochen. Für alle in Ihrer Familie, die nicht auf Kohlenhydrate verzichten möchten, können gerne Beilagen wie Reis, Kartoffeln oder Nudeln zubereitet werden – lassen Sie sich jedoch auf keinen Fall verführen, auch davon zu essen!

★ Essen Sie sich immer satt. Sie brauchen nicht zu hungern und nicht auf Kalorien zu achten. Halten Sie sich jedoch strikt an die erlaubten Lebensmittel und an die erlaubte Menge an Kohlenhydraten.

★ Ein interessanter Nebeneffekt wird sich ein paar Tage nach der Ernährungsumstellung einstellen. Da durch die erhebliche Reduzierung der Kohlenhydrate Ihr Insulinspiegel keine großen Sprünge mehr macht, wird Ihr Hungergefühl automatisch schwächer werden. Ihre Portionen werden kleiner und Heißhungerattacken werden nahezu wegfallen.

WAS KANN MAN ZWISCHENDURCH ESSEN, WENN SIE TROTZDEM MAL HUNGER ODER APPETIT VERSPÜREN?

Haben Sie z. B. immer Wiener Würstchen, Geflügelwürstchen, Pfefferbeißer, Mettenden, Nüsse (Paranüsse), Oliven etc. und diverse Käsesorten im Haus. Meist reichen ein Würstchen, eine Scheibe Käse oder ein paar Oliven, um das Hungergefühl zu blocken. Auch wenn man etwa Lust auf ein Leberwurstbrot verspürt, gibt es kreative Möglichkeiten: Blätter des Chinakohls können beispielsweise ideal als Unterlage für alle Streichwurst- oder Streichkäsesorten verwendet werden. Es wird Sie überraschen, wie gut ein Blatt Chinakohl mit Pfefferteewurst, Kalbsleberwurst oder Frischkäse schmeckt.

WAS KANN MAN IM RESTAURANT ESSEN?

Nun haben Sie zu Hause zwar eine Fülle an tollen Zutaten und die Möglichkeit, leckere Gerichte zuzubereiten, doch was machen Sie bei einem Geschäftstermin im Restaurant oder wenn Sie der Hunger beim Tankstopp auf der Autobahn überkommt? Auch das ist kein Problem.

Mit Ausnahme von Gerichten in asiatischen Restaurants werden in der Regel die meisten Zutaten einzeln zubereitet und sind somit für Sie gut einzeln zu bestellen. Das T-Bone-Steak im Steakhaus, den gebratenen Fisch beim Italiener oder den Gyros-Suflaki-Teller beim Griechen können Sie bedenkenlos bestellen. Ordern Sie jedoch als Beilage immer Blattsalate oder z. B. Spinat. Öl und Essig wird Ihnen gerne auch extra gereicht. Im fertigen Dressing, mit dem der Salat normalerweise serviert wird, könnte Zucker enthalten sein. Salatteller gibt es in jedem Restaurant in unzähligen Variationen. Marinieren Sie, wie schon gesagt, am besten immer selbst mit Essig und Öl und bestellen Sie Salatteller ohne Mais oder Croutons. Fragen Sie immer nach, ob das Fleisch oder der Fisch paniert ist, wenn dies aus der Speisekarte nicht genau hervorgeht – wenn ja, dann Finger weg!

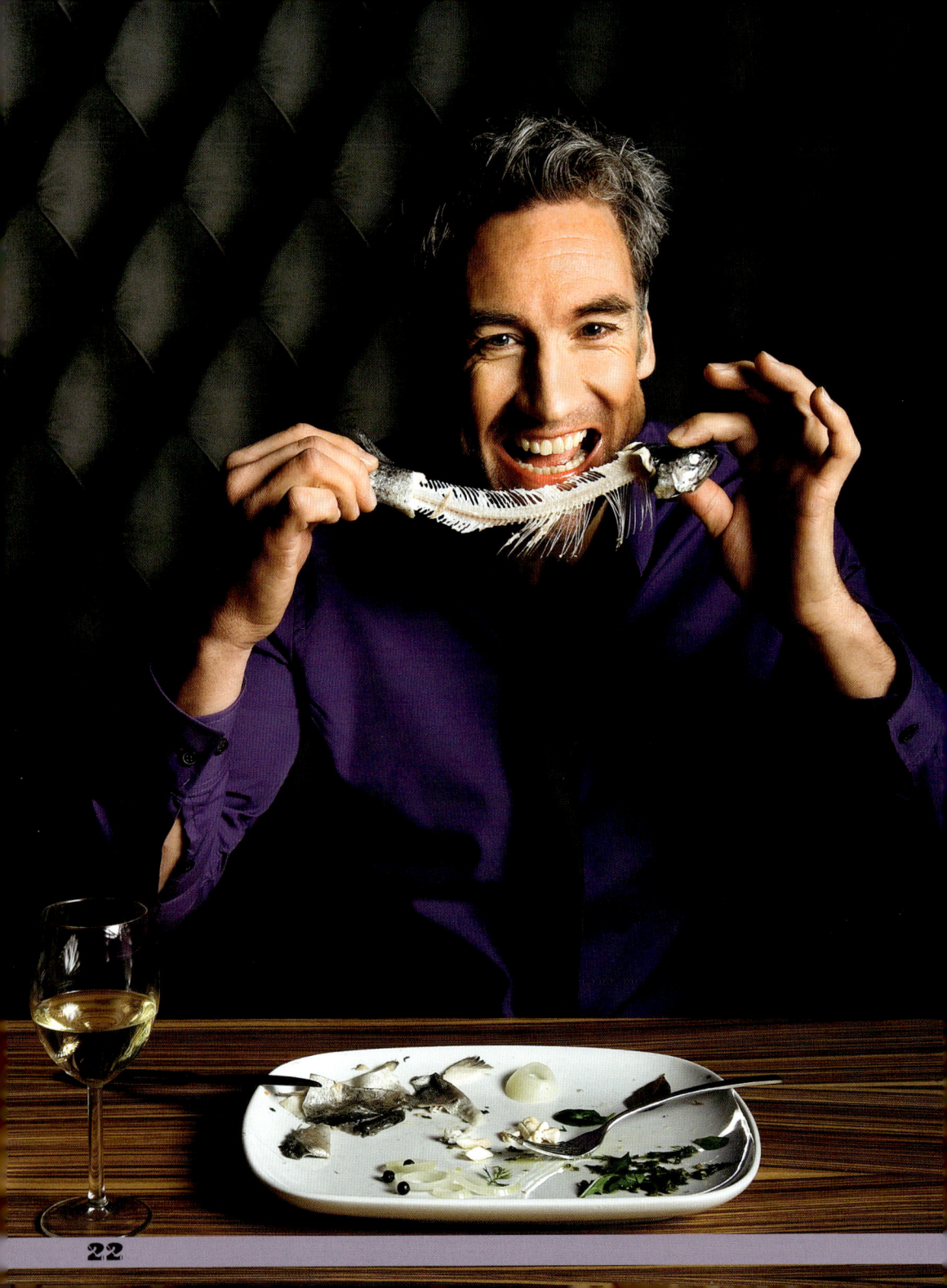

WAS ESSEN SIE AM ARBEITSPLATZ?

Alle meine Rezepte sind auf zwei Portionen ausgerichtet. Wenn Sie Single sein sollten, nehmen Sie ganz einfach die zweite Portion mit zur Arbeit. Wenn Sie für eine ganze Familie kochen, fügen Sie den einzelnen Zutaten pro Person ⅓ hinzu, plus das Mittagessen des nächsten Tages zum Mitnehmen. Es ist viel einfacher, die neue Ernährung einzuhalten, wenn Sie das eigene Essen mit zur Arbeit nehmen, als täglich den Reizen von McDonald's & Co. widerstehen zu müssen.

Wichtig hierbei ist, dass die Dressings für den Salat frisch, d. h. erst kurz vor dem Essen, über den Salat gegeben werden dürfen. Über Nacht würde jeder Salat sonst zusammenfallen und matschig werden. Am einfachsten ist es, wenn Sie in der Küche des Arbeitsplatzes Essig, Öl, Senf etc. vorhalten, um Dressings immer frisch zuzubereiten. Auf keinen Fall dürfen Sie Salatfix oder ähnliche Produkte verwenden. Dort ist immer viel Zucker oder Stärke beigemengt. Ein Tütchen enthält um die 5 g KH. Außerdem sind die oft süßen bayerischen Senfvarietäten wie z. B. der Weißwurstsenf zu vermeiden. Normale Senfsorten stellen kein Problem dar, da man ja keine großen Mengen zu sich nimmt.

LOW CARB UNTERWEGS

Was machen Sie auf der Autobahn, wenn Sie der Hunger im Tankshop übermannt? Halten Sie sich an die diversen Bifi-Sorten (ohne Bifi-Roll), an Deutschländer Würstchen, die frische Knackwurst im Dampfkessel oder die einzeln verpackten Käseecken im Kühlfach.

Selbst bei McDonald's oder Burger King können Sie Salate mit unpaniertem Fleisch oder z. B. Chicken Wings bestellen. Ein wenig Zucker und Stärke im Fertigdressing wird sie im Ausnahmefall nicht aus der Bahn werfen.

An jeder Grillbude kann man über mehrere Sorten Würstchen bis zum Nackensteak oder dem Grillhähnchen leckere Dinge bestellen. All dies kann mit Senf oder Mayo genossen werden – das Brötchen und Ketchup selbstverständlich weglassen!

WAS KANN MAN TRINKEN?

Wasser ist in einer Abnehmphase am sinnvollsten. Es gibt aber inzwischen auch viele Getränke in diversen Geschmacksrichtungen, die nahezu keine Kohlenhydrate enthalten. Zu empfehlen sind z. B. Coca-Cola Light und Zero, Sprite Zero oder auch die entsprechenden Produkte von Pepsi etc. Fast alle Discounter bieten inzwischen auch diverse zuckerfreie Getränke an. Bei Fanta Zero bzw. anderen Getränken mit Orangengeschmack muss man etwas vorsichtiger sein, da oft mehr als 0,5 g KH auf 100 ml enthalten sind.

Im Sommer gibt es in vielen Supermärkten auch 5-l-Ballons mit Getränken mit Tropic-, Apfel- oder auch Kirschgeschmack. Über die chemischen Inhaltsstoffe wie Farbstoffe und künstliche Aromen mag man geteilter Meinung sein, jedoch schmecken diese Getränke gekühlt recht gut und enthalten meist keinerlei Kohlenhydrate. Die Kirschversion schmeckt eisgekühlt übrigens auch mit Wodka ganz hervorragend.

Vorsicht ist bei Wassern mit „Saftspritzer" geboten. Diese sind sehr häufig mit Zucker versetzt.

Kaffee und Tee sind kein Problem. Es sollten nur nicht mehr als 2–3 Tassen am Tag werden. Süßstoff und ein Schuss Milch oder Kaffeesahne sind in Ordnung, trinken Sie aber keinen Milchkaffee. Milch hat mehr als 4,5 g KH auf 100 ml.

Aus den unzähligen leckeren Sorten an Teemischungen können Sie sich auch ganz einfach und kostengünstig Eistee zubereiten. Den Tee in einer großen Karaffe aufbrühen, Beutel raus, wenn der Tee intensiv genug schmeckt, evtl. mit Süßstoff süßen und ab in den Kühlschrank! Auf den Papierfähnchen vieler Teesorten steht übrigens die optimale Zeit, die der Tee ziehen sollte.

Ihre neue Grundregel bei Getränken lautet: nichts mit mehr als 0,3 g KH auf 100 ml trinken.

Auf Bier sollte verzichtet werden. Wenn das für Sie schwierig wird, gibt es im Handel auch Biere, deren Kohlenhydratgehalt reduziert ist, z. B. von Maisel oder Paulaners Münchner Diät-Bier mit nur unglaublichen 0,6 g KH. Jedoch sollte es bei einer Ausnahme und maximal einer kleinen Flasche bleiben.

WAS TRINKEN SIE MIT FREUNDEN IN EINER BAR?

Auch hier gibt es genug kohlenhydratfreie Möglichkeiten. Rum, Wodka oder Whiskey enthalten nahezu keine Kohlenhydrate. Bestellen Sie doch den Cuba Libre oder die Whiskey-Cola mal mit Cola Light statt mit normaler Cola! Wodka passt sehr gut zu Sprite Zero – noch einen Stängel Minze, Limetten und Eis und „Prost!" beim Low-Carb-Mojito. Diese zuckerfreien Longdrinks schmecken auch richtig gut und haben eine sehr interessante Nebenwirkung – nämlich kaum eine. Selbst wenn Sie einen Abend lang mal etwas zu tief ins Glas geschaut haben sollten, haben Sie dank dieser zucker-freien Variante in der Regel morgens keine Kopfschmerzen! Ein Glas Prosecco oder trockener Wein darf auch gerne sein. Bleiben Sie jedoch bei einem Glas – bei Weinschor-len dürfen es auch zwei sein! Meiden Sie hingegen jegliche Art von Likören und z. B. Magenbitter wie Ramazzotti. Sie enthalten extrem viel Zucker.

DARF MAN SCHOKOLADE ESSEN?

Jein! Nur, wenn sie zuckerfrei ist und die Menge gering bleibt. Im Internet gibt es viele Shops, bei denen Süßigkeiten mit extrem geringem Kohlenhydratanteil zu bekommen sind. Je dunkler die Schokolade, je mehr Kakao also verwendet wurde, umso gerin-ger ist der Anteil an KH. Wirklich leckere Schokoladen gibt es z. B. von Cavalier oder LeBaron. Genießen Sie Schokolade als etwas ganz Besonderes und nicht mehr als einen Riegel oder 1–2 Pralinen und natürlich nicht jeden Tag.

Vorsicht ist geboten bei Diabetikerschoko-laden, die es im Supermarkt gibt. Diese sind sehr oft mit Maltit statt Kristallzucker gesüßt. Maltit hat jedoch einen immensen Einfluss auf den Insulinspiegel.

WARUM HABEN ZUCKERFREIE BONBONS 92 G KH AUF 100 G?

Es handelt sich hierbei nicht um die klassischen Kohlenhydrate, sondern oft um mehrwertige Alkohole/Polyole, die ca. 40 % weniger Kalorien als Zucker haben und somit weniger deutlichen Einfluss auf den Blutzuckerspiegel haben. Insgesamt ist trotzdem Vorsicht geboten, da z. B. Maltit, oft als Zuckeraustauschstoff verwendet, aus Mais- oder Weizenstärke gewonnen wird. Nehmen Sie von Lebensmitteln, die mit diesen Polyolen angereichert sind, nur geringe Mengen zu sich. Mal ein Riegel Schokolade, mal ein Bonbon, aber auf keinen Fall eine ganze Packung auf einmal. Zu viel Zuckeraustauschstoff kann zu Blähungen und Durchfall führen.

GIBT ES BROT OHNE KOHLENHYDRATE?

Bei Bäckern gibt es immer öfter sogenannte Eiweißbrote, die aber leider häufig zu viele KH enthalten. Es gibt jedoch auch Eiweißbrote oder -brötchen im Handel mit nur ca. 4–7 g KH auf 100 g. Dieses Brot ist erheblich besser als herkömmliches Brot, sollte aber dennoch die Ausnahme bleiben. Beim Kauf muss jedoch wirklich sehr auf den KH-Gehalt geachtet werden, da auch Brote mit weit über 15 g KH angeboten werden, die den Namen Low-Carb-Brot nicht wirklich verdienen.

Mit viel Tüfteln und Probieren habe ich selbst ein Rezept für eine Art „Vollkorn"-Brot entwickelt. Es schmeckt wirklich lecker, ist eine Woche haltbar und kann auch sehr gut getoastet werden. Über das Internet gibt es auch diverse Backmischungen. Man sollte jedoch von diesem Low-Carb-Brot nicht unbedingt zehn Scheiben am Tag essen. Aber zwei Scheiben zum Frühstück sind überhaupt kein Problem und schlagen auch nur mit ca. 1,2 g KH pro Scheibe zu Buche.

GIBT ES LOW-CARB-MARMELADE?

Schwierig! Im normalen Handel kaum. Finger weg von Diät-Marmeladen, diese haben (siehe unter „zuckerfreie Bonbons") meist über 40 g KH auf 100 g. Im Internet kann man jedoch in diversen Shops Marmeladen ohne Zucker bestellen. Diese enthalten zwar immer noch zwischen 4 und 10 g KH auf 100 g, da man jedoch nur einen Bruchteil der 100 g auf sein Brot streicht bzw. nur einen Teelöffel davon in den Quark rührt, ist dieser KH-Gehalt kein Problem.

Im Rezeptteil finden Sie auch Rezepte für zuckerfreie Marmelade, deren KH-Gehalt bei nur ca. 4–8 g liegt.

WAS DARF MAN VOR DEM FERNSEHER KNABBERN?

Sie können sich zum Beispiel leckere Parmesanchips backen oder einfach eine Tüte Schweinekrustenchips aufreißen. Diese Chips oder Flæskesvær kommen ursprünglich aus Dänemark. Mittlerweile gibt es sie in jedem gut sortierten Supermarkt oder oft auch in Asia-Läden.

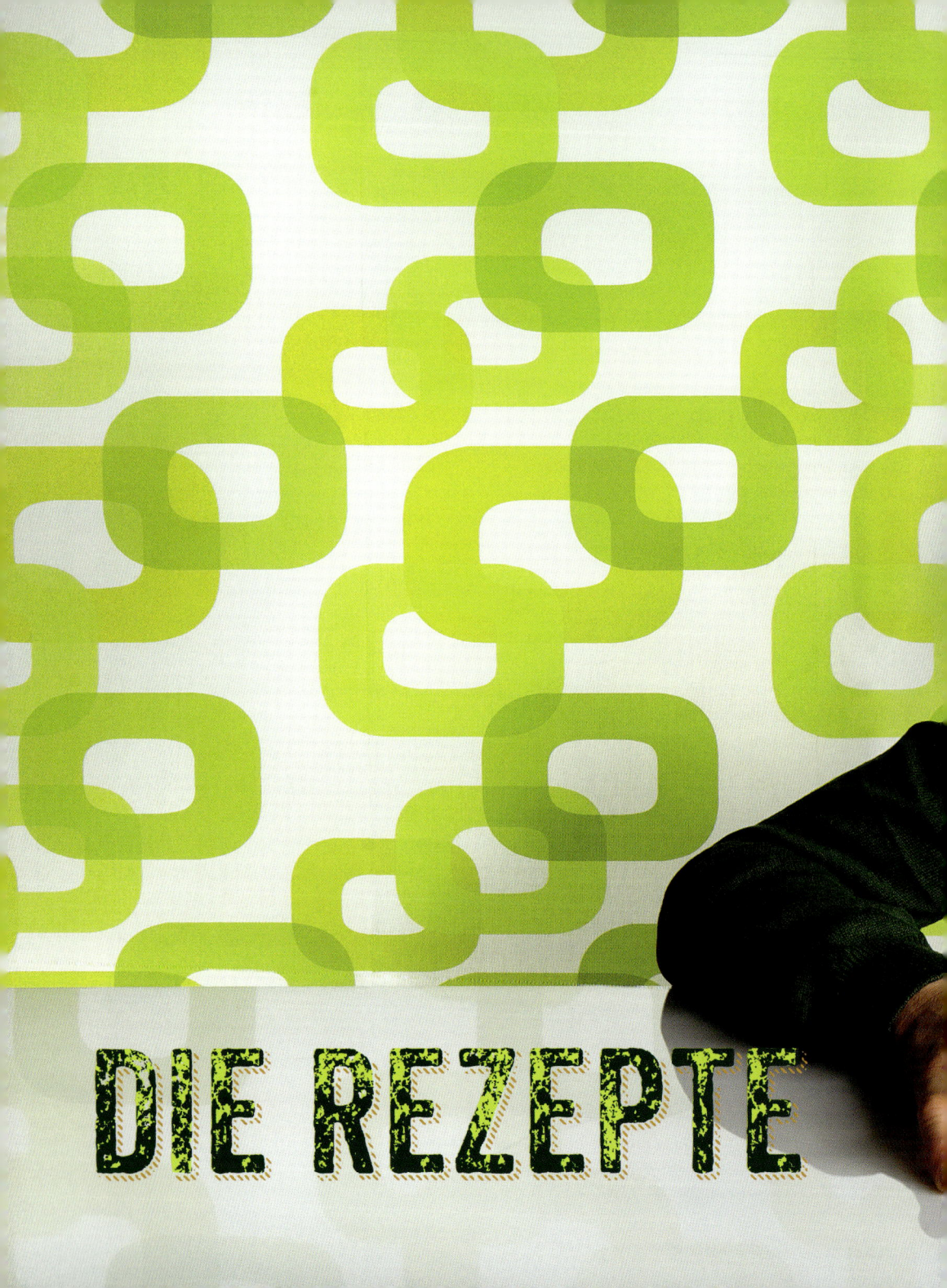

DIE REZEPTE

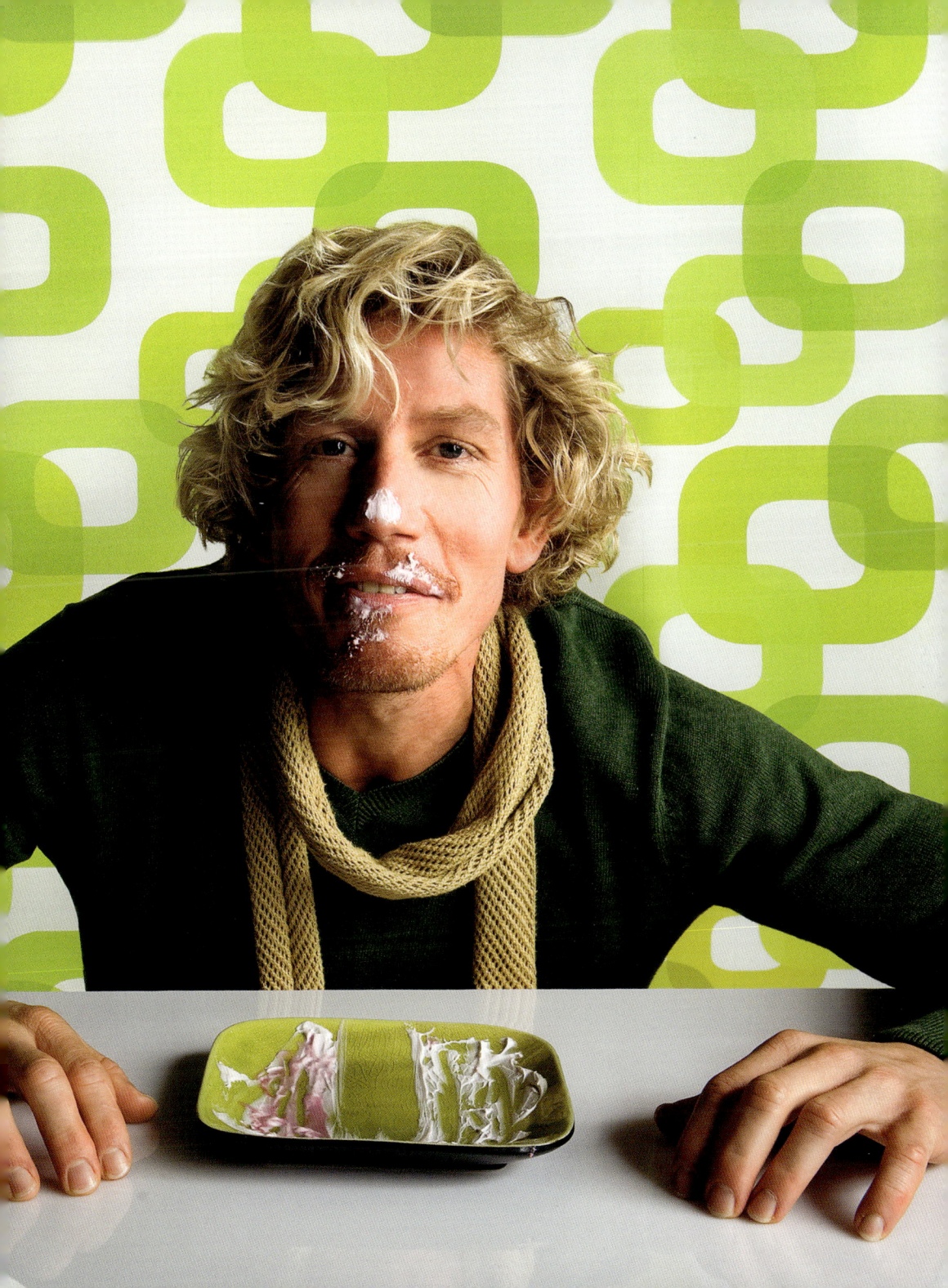

DIE REZEPTE

MENGEN

Alle Zutaten und Gewürze der Rezepte sind in ihren Mengen – in gewissen Grenzen – frei variierbar. Wer es schärfer oder saurer mag, nimmt ein bisschen mehr, wer gern mild isst, etwas weniger. Ich möchte hier Ihre Kreativität wecken und nicht Rezepte wie im Chemiebausatz angeben. Sie werden sehr schnell ein Gefühl für Mengen bekommen – egal, ob Sie als Single kochen oder eine zehnköpfige Familie versorgen. Fast alle Rezepte sind auch ergänz- oder kombinierbar.

PORTIONEN

Alle Rezepte sind für zwei Personen oder Mahlzeiten berechnet. Wenn mehr Portionen hinzukommen, erhöhen Sie die Menge der Basiszutaten pro Person um ein Drittel. Eine Ausnahme bilden Braten. Im Allgemeinen ist es wenig sinnvoll, zu kleine Stücke Fleisch zu garen, da diese dann immer recht trocken werden. Planen Sie stattdessen lieber die überschüssigen Portionen für die nächsten Tage ein.

Ähnlich verhält es sich bei der Zubereitung von frischem Brokkoli oder Blumenkohl. Einen halben Kopf zu kochen macht keinen Sinn. Da ich jedoch pro Mahlzeit anrate, nicht mehr als 200 g zu essen, ein Blumenkohl an sich aber wesentlich schwerer ist, habe ich folgenden Vorschlag: Entweder kaufen Sie Tiefkühlware und entnehmen nur die Menge, die jeweils nötig ist, oder Sie planen zum Beispiel Blumenkohl für zwei Tage als Beilage ein.

BEILAGEN

Eine Beilage sollte auch eine Beilage bleiben. Bei den Hauptgerichten, die in der Regel extrem kohlenhydratarm sind, brauchen Sie nicht auf die Menge zu achten, die Sie zu sich nehmen wollen. Bei den Beilagen sind jedoch Mengen angegeben, die *nicht* überschritten werden sollten.

Bei Fleisch- oder Fischgerichten verweise ich am Ende jedes Rezepts auf passende Beilagen oder Variationsmöglichkeiten. Wählen Sie jedoch nur eine Beilage aus und achten bitte unbedingt auf die angegebene Verzehrmenge!

SALAT

Wenn keine Beilage zubereitet wird, sollten Sie zu jedem Fleisch- oder Fischgericht Salate essen, dann ist das Sättigungsgefühl schneller bemerkbar. Alle grünen Salate sind erlaubt, z. B. Eisberg- oder Kopfsalat, Endiviensalat,

Rucola, Feldsalat, aber auch Radicchio, auch wenn er nicht grün ist.

Die Salat-Rezeptideen sind etwas aufwendiger und im Prinzip eigene Gerichte. In der Regel reicht es jedoch, zum Fleisch oder Fisch jeweils eine nicht zu kleine Schüssel Salat zu reichen. Variieren Sie mit diversen Essig- und Ölsorten, um jedes Essen geschmacklich anders zu komponieren.

Essig gibt es in einer Vielzahl von Varianten, etwa als Weißwein-, Rotwein-, Himbeer-, Kräuteressig oder auch als Balsamico. Passen Sie bei Balsamico aber sehr auf! Er wird oft mit Zuckerkulör gefärbt und mit Traubenmost versetzt, damit er süßer schmeckt. Es gibt jedoch günstige Produkte, die gut durchgegoren sind, und somit viel weniger Kohlenhydrate enthalten.

Auch Öle gibt es in nahezu unbegrenzter Auswahl. Von den Klassikern Oliven- und Sonnenblumenöl über Sesamöl, Walnussöl, Chiliöl, Knoblauchöl etc. bis Kürbiskernöl verspricht jedes einzelne ein komplett anderes Aroma für Ihre Salate.

Ein paar Standard-Dressings werden im Buch vorgestellt, doch reicht es oft, einfach ein leckeres Öl mit einem besonderen Essig und einem Teelöffel Senf zu kombinieren und mit Salz und Pfeffer abzuschmecken.

Beim Marinieren von Salaten sollten Sie darauf achten, immer zuerst Essig über die Blätter zu geben. Wenn zuerst Öl in den Salat gegeben wird, werden die Blätter quasi versiegelt und der Essig perlt dann einfach ab, ohne Geschmack zu geben.

GEWÜRZE

In den meisten Kochbüchern werden bei der Zutatenliste grundsätzlich frische Kräuter oder Gewürzmischungen angegeben. Im Prinzip ist das natürlich leckerer, da frische Produkte immer am besten sind, doch ist deren Verwendung im normalen Alltag oft nicht praktikabel. Für Rezepte braucht man oft z. B. nur etwas Petersilie und der Rest landet dann im Abfall. Deshalb mein Tipp: Kaufen Sie diverse frische Kräuter – z. B. Dill, Schnittlauch, Petersilie oder Basilikum – und frieren Sie sie gehackt ein. Sie können dann immer die Menge entnehmen, die Sie gerade benötigen. Übrigens kann man auch Chilischoten hervorragend einfrieren. Sie lassen sich einzeln entnehmen und verlieren kaum an Schärfe.

Alternativ gibt es auch sehr gute, schon gehackte Kräuter und Kräutermischungen in der Tiefkühlabteilung Ihres Supermarktes. Sollten Sie keine Tierkühlmöglichkeit haben, können Sie auch gefriergetrocknete Kräuter verwenden. Zumindest Schnittlauch, Petersilie und Basilikum sind in nahezu jedem Supermarkt erhältlich.

Ich gebe in den Rezepten verschiedene Kräutermöglichkeiten an. Sie haben dann die Wahl, welche Sie nutzen möchten.

Zitronensaft – auch hiervon sollten Sie immer ein Fläschchen im Kühlschrank haben, falls Sie keine Lust haben, ständig frisch zu pressen und dann eventuell für die zweite Hälfte der Zitrone keine Verwendung mehr zu haben.

GRUNDAUSSTATTUNG

Die folgenden Zutaten und Grundausstattung sollten Sie immer vorrätig haben:

★ Gewürze & Kräuter: Salz, Pfeffer, Paprikapulver, Thymian, Majoran, Koriander (gemahlen), Rosmarin, Salatkräuter, Kräuter der Provence, italienische Kräutermischung, Muskatnuss, Chilischoten
★ Würzmischungen: Hackfleisch-, griechische, mexikanische, chinesische Würzmischung, Curry, Tabasco rot oder grün
★ gekörnte Brühe (Instant) mit maximal 0,3 g KH/100 g (Knorr Delikatessbrühe hat z.B. nur 0,1 g KH/100 g)
★ Sojasauce
★ Sambal Oelek
★ Light-Ketchup mit maximal 6–8 g KH/100 g (gibt's im Internet, bei Lidl von Linessa oder in anderen Märkten von der Firma Werder)
★ Mayonnaise (die Produkte von Bruckmann oder Ja! haben z.B. extrem wenig KH: 0,2–1,6 g KH/100 g)
★ Senf (außer süßem Senf!)
★ Tomatenmark

★ Margarine
★ Alpro Soya Cuisine (Kochsahne)
★ Alpro Soya (ungesüßt)
★ diverse Essigsorten (Rot-, Weißweinessig, [echten] Balsamico, Himbeeressig etc.)
★ diverse Ölsorten (Sonnenblumen-, Oliven-, Chili-, Kern-, Walnussöl und z. B. warm gepresstes Olivenöl zum Braten von Fleisch)
★ Frischkäse (die Produkte von Buko oder Gut & Günstig von Edeka haben z. B. nur um die 2,8 g KH/100 g)
★ Bindobin (Pulver zum Andicken – gibt's im Reformhaus) oder Nestlé Nestargel
★ flüssigen Süßstoff
★ einen Brotbackautomat oder eine Kastenform
★ eine digitale Küchenwaage
★ einen Messbecher

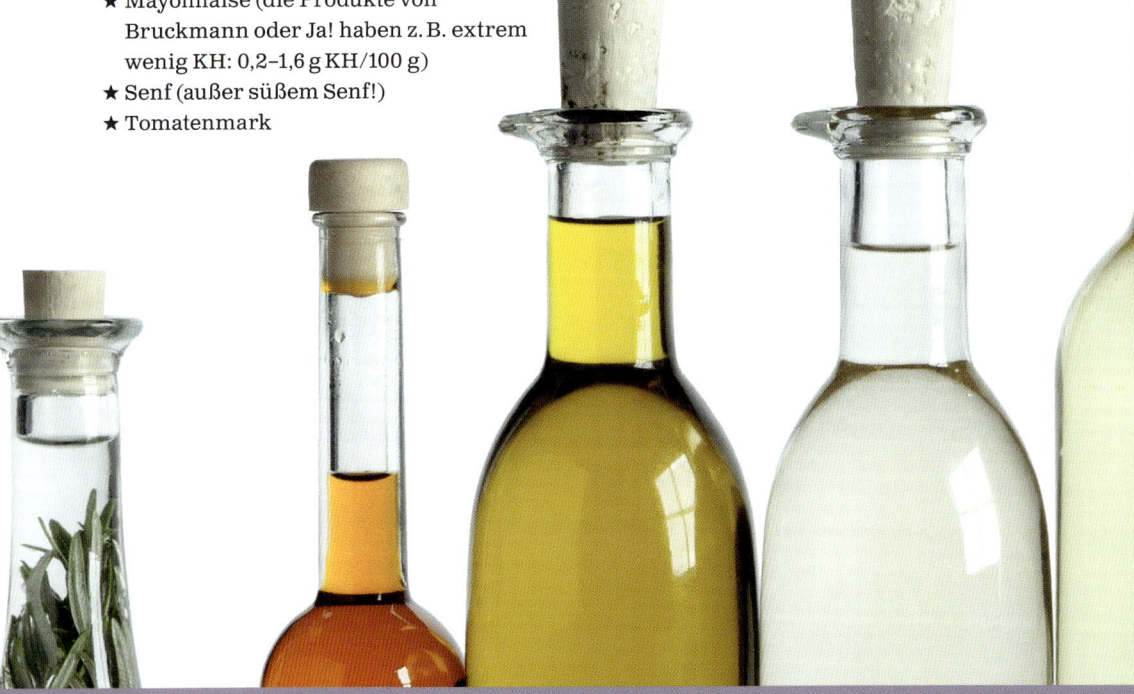

PORTIONSGRÖSSEN UND ABKÜRZUNGEN

In der Regel rechnet man pro Person:
- ★ 200–300 g Fleisch oder Fisch
- ★ 1 Portion Eisbergsalat entspricht einem halben mittleren Kopf oder ca. 300 g
- ★ 1 Portion Feldsalat entspricht ca. 150 g
- ★ 1 Portion Rucola entspricht ca. 125 g
- ★ 1 Tasse entspricht ca. 200 ml
- ★ 1 kl. Zwiebel entspricht ca. 50 g
- ★ 1 EL Frischkäse entspricht 50 g
- ★ 1 flacher EL Tomatenmark entspricht ca. 10 g, ein gehäufter ca. 20 g
- ★ EL = Esslöffel
- ★ TL = Teelöffel
- ★ ML = Messlöffelchen (ca. 1 g)
- ★ KH = Kohlenhydrate

Unter jedem Rezept ist die Grammangabe der Kohlenhydrate *pro Portion* angezeigt. Dies sind grobe Richtwerte, um Ihnen zu zeigen, in welchen KH-Dimensionen Sie sich pro Mahlzeit bewegen. Vergessen Sie nicht, die Portion Ihrer gewählten Beilage hinzuzurechnen.

Alle grünen Salate enthalten zwar auch um die 1,5 g KH/100 g, doch haben sie nahezu keinen Einfluss auf Ihren Insulinspiegel. Sie können Salate deshalb beim Zusammenrechnen vernachlässigen – essen Sie so viel Sie mögen!

Hier ein Rechenbeispiel:
Fischfilet in Dillsauce ca. 2,5 g KH
+ 200 g Zucchini als Beilage mit 4 g KH
= 6,5 g KH pro Portion.

Kochen Sie mit Lust und Appetit auf Leckereien, dann macht kohlenhydratarme Ernährung auch wirklich Spaß!

Wenn ich Ihre Kreativität wecken konnte und Sie eigene Rezepte entwickelt haben bzw. passende Lebensmittel im Handel finden, würde ich mich über eine E-Mail freuen. Ich werde sie dann gern mit Nennung des Erfinders oder Entdeckers auf meiner Homepage oder im nächsten Buch veröffentlichen: **rezepte@die-md.de**

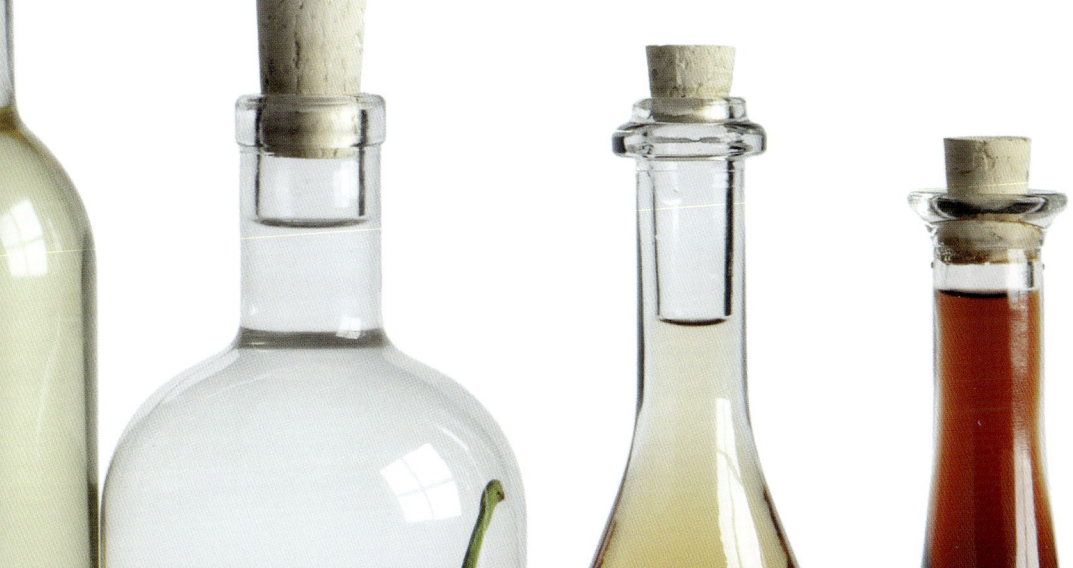

DRESSING 1: VINAIGRETTE

ZUTATEN

50 ml	Olivenöl
3–4 EL	Kräuteressig
1 TL	Senf
2 Spritzer	flüssiger Süßstoff
1 EL	Kräuter, gehackt
½ TL	Salz
	Pfeffer

★ Füllen Sie eine Tasse zu ca. einem Viertel mit Olivenöl. Fügen Sie dann den Essig, den Senf, das Salz, etwas Pfeffer, den Süßstoff und die gehackten Kräuter hinzu. Füllen Sie das Ganze mit 3–4 EL lauwarmem Wasser auf, verrühren Sie alles gründlich mit einer Gabel und lassen Sie das Dressing ziehen.

Diese Vinaigrette ist ein Universaldressing für fast alle Salatsorten.

★ TIPP ★

Gestalten Sie Ihr Dressing durch die Wahl unterschiedlicher Kräuter immer wieder anders. Sie können frische, tiefgefrorene oder getrocknete Kräuter verwenden. Verwenden Sie in Dressings immer flüssigen Süßstoff, Tabletten lösen sich im Essig nicht auf.

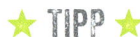 **KOHLENHYDRATE** vernachlässigbar

DRESSING 2: BALSAMICO

ZUTATEN

50 ml	Olivenöl
3–4 EL	Balsamico-Essig
1 TL	Senf
3 Spritzer	flüssiger Süßstoff
1 EL	Kräuter, gehackt
½ TL	Salz
	Pfeffer

★ Füllen Sie eine Tasse zu ca. einem Viertel mit Olivenöl. Fügen Sie dann den Balsamico-Essig, den Senf, das Salz, etwas Pfeffer, den Süßstoff und die gehackten Kräuter hinzu. Füllen Sie das Ganze mit 3–4 EL lauwarmem Wasser auf, verrühren Sie alles gründlich mit einer Gabel und lassen Sie das Dressing ziehen.

★ TIPP ★

Kaufen Sie nicht scheinbar günstigen Balsamico, da dieser sehr oft mit viel Zuckerkulör als Farbstoff versetzt ist. In der Regel gilt: Je teurer der Balsamico, desto weniger Zucker wurde zugesetzt.

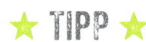 **KOHLENHYDRATE** vernachlässigbar

DRESSING 3: FRISCHKÄSE

ZUTATEN

1 EL	Frischkäse
1 EL	Sonnenblumenöl
5 EL	Zitronensaft
	Senf
3 Spritzer	flüssiger Süßstoff
1 TL	Kräuter, gehackt
½ TL	Salz
	Pfeffer

★ Füllen Sie eine Tasse zu ca. einem Viertel mit Wasser (ca. 50 ml). Fügen Sie das Salz, etwas Pfeffer, die gehackten Kräuter (am besten Schnittlauch und/oder Petersilie), das Sonnenblumenöl, den Süßstoff und den Zitronensaft hinzu.

★ Geben Sie nun unter starkem Rühren den Frischkäse in die Mischung. Am besten rühren Sie mit einer Gabel, da sich der Frischkäse auf diese Weise wesentlich leichter mit den anderen Zutaten verbindet.

★ Das Dressing einen Moment stehen lassen, dann erneut durchrühren. Das Dressing ist fertig, wenn sich der Frischkäse vollständig aufgelöst hat.

🔥 **KOHLENHYDRATE** vernachlässigbar

DRESSING 4: AMERICAN

ZUTATEN

3 EL	Mayonnaise
1 EL	Diät-Ketchup *(oder Tomatenmark)*
1 TL	Zitronensaft
½ TL	Currypulver
	Salz
	Pfeffer

★ Füllen Sie die Mayonnaise in ein Schälchen und rühren Sie das Diät-Ketchup, 3 EL Wasser, den Zitronensaft und das Currypulver unter. Würzen Sie mit Pfeffer und Salz und verrühren Sie das Dressing, bis sich alle Zutaten gut vermischt haben.

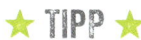 ⭐ **TIPP** ⭐

Das American Dressing kann auch als Dip für gebratenes kaltes Hühnchen verwendet werden. Lassen Sie dann jedoch bei der Zubereitung das Wasser weg, um eine etwas festere Konsistenz zu erreichen.

🔥 **KOHLENHYDRATE** 1,0 g

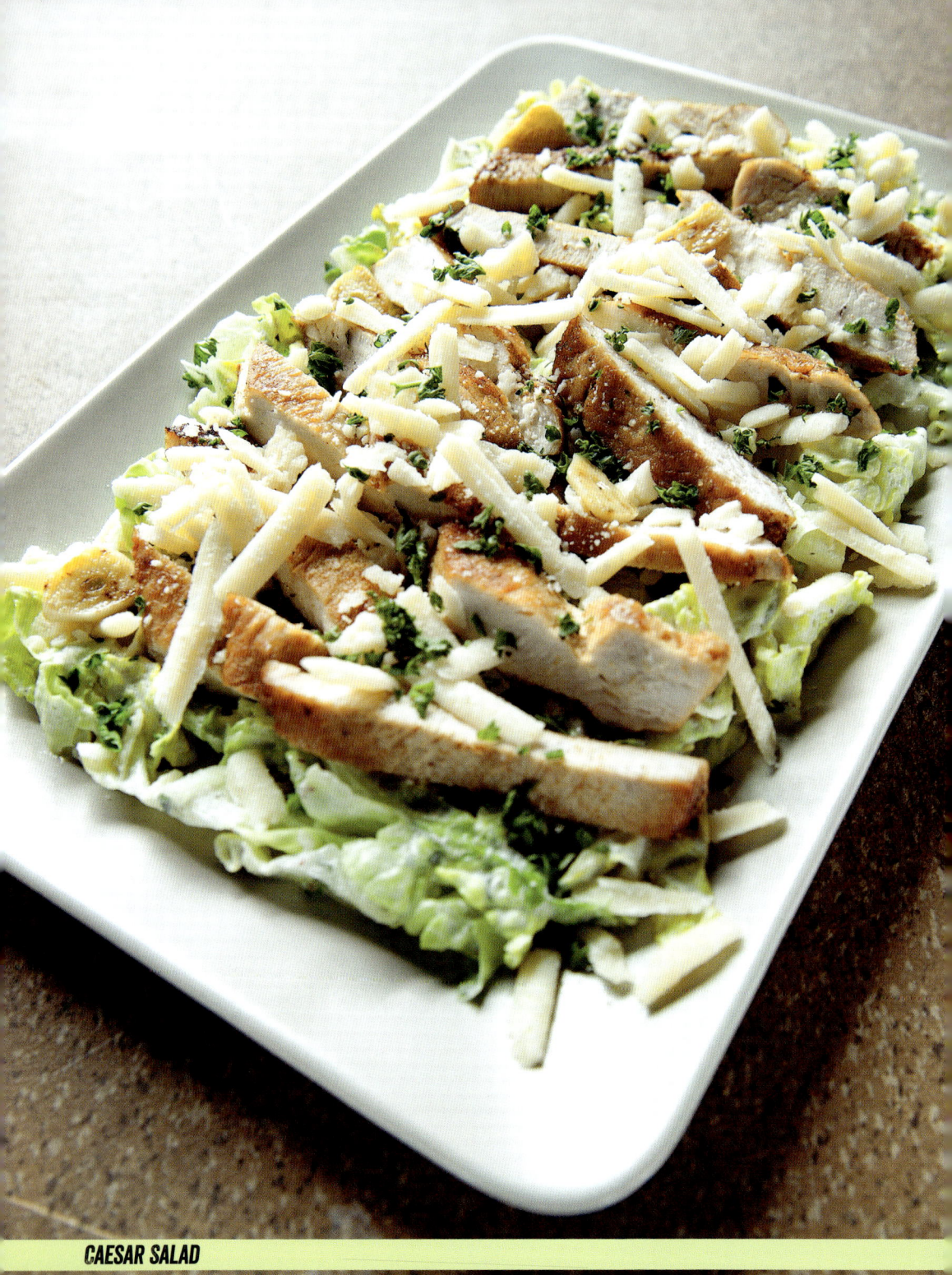

CAESAR SALAD

CAESAR SALAD

ZUTATEN

500 g	Putenschnitzel
1	Römersalat *oder 2 Salatherzen*
	Parmesan, am Stück
1 TL	italienische Kräutermischung
1 TL	Paprikapulver
1	Knoblauchzehe
½ TL	Salz
	Pfeffer
	Vinaigrette, Balsamico- oder Frischkäse-Dressing *(siehe Seite 32–33)*

★ Schneiden Sie die Putenbrust in mundgerechte fingerbreite Stücke. Erhitzen Sie etwas Olivenöl in einer Pfanne. Achten Sie darauf, dass das Öl nicht zu qualmen beginnt!

Braten Sie das Fleisch ca. 5 Minuten lang von allen Seiten kurz an, bis es leicht gold-bräunlich wird. Während des Bratens streuen Sie das Salz, etwas Pfeffer, das Paprikapulver, die Kräuter und eine geschälte und gewürfelte Knoblauchzehe in die Pfanne.

★ Schneiden Sie den Salat in nicht zu kleine Stücke und waschen Sie sie gründlich. Nach dem Abtropfen in einer Schüssel gut mit dem Dressing mischen und auf zwei Tellern anrichten.

★ Mit einem groben Hobel etwas Parmesan über den Salat geben und die gebratenen Fleischstücke auf dem Salatbouquet anrichten.

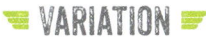
VARIATION

Statt Römersalat können Sie auch Eisbergsalat verwenden.

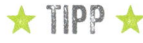
★ TIPP ★

Wenn Knoblauch in heißem Öl kurz angebraten wird, entwickelt er zwar den vollen Geschmack, riecht jedoch nach dem Verzehr kaum noch. Knoblauch beim Braten immer erst spät zugeben, da dieser leicht verbrennt und dann bitter wird.

◉ KOHLENHYDRATE 4,0 g

SPANISCHER SALAT

ZUTATEN

1	Eisbergsalat, ca. 600 g
200 g	Chorizo-Würstchen
200 g	Manchego-Käse
50 g	grüne Oliven, mit Anchovis gefüllt
3 EL	Olivenöl
	Vinaigrette *(siehe Seite 32)*

★ Schneiden Sie den Salat in mundgerechte Stücke und machen Sie ihn in einer Schüssel mit der Vinaigrette an.

★ Die Chorizo-Würstchen in ca. 1 cm breite Scheiben schneiden und mit dem Olivenöl in einer Pfanne kurz kross anbraten. Den Manchego von der Wachsschicht befreien und in Dreiecke von ca. ½ cm Breite schneiden.

★ Den angemachten Salat auf zwei großen Tellern verteilen und die gebratene Chorizo sowie die Oliven und die Manchego-Ecken auf dem Salat garnieren.

🔥 KOHLENHYDRATE 4,8 g

THUNFISCHSALAT

ZUTATEN

1 Dose	Thunfisch *(in Lake, Abtropfgewicht ca. 150 g)*
1	Römer- oder Eisbergsalat
50 g	schwarze Oliven
20 g	Kapern
	Salz
	Pfeffer
	Vinaigrette

★ Bereiten Sie in einer Schüssel eine Vinaigrette mit einer mediterranen Kräutermischung zu. Den Salat in mundgerechte Stücke schneiden, in die Schüssel geben und gut vermengen.

★ Den abgegossenen Thunfisch mit einer Gabel in nicht zu kleine Stücke teilen und über den Salat geben. Die Oliven und die Kapern hinzugeben und alles gut mischen.

≡ VARIATION ≡

Ihr Thunfischsalat kann mit Schafs- oder Ziegenkäse bereichert werden. Statt Thunfisch können Sie auch Ölsardinen verwenden. Diese gibt es z. B. in Chiliöl oder mit Zitrone.

🔥 KOHLENHYDRATE 4,8 g

ASIA CHICKEN SALAD

ZUTATEN

500 g	Hähnchen- oder Putenbrust
1	Eisbergsalat
3 EL	Sesamkörner
1 TL	asiatische Würzmischung oder Ingwer- und Zitronengraspulver
1 TL	Sambal Oelek
2 EL	Zitronensaft
5 EL	Sesamöl *(gibt es günstig in Asia-Shops)*
	Sojasauce
	Salz

★ Schneiden Sie das Fleisch in mundgerechte Stücke. Braten Sie es in einer Pfanne im Sonnenblumenöl scharf an und verringern Sie dann die Hitze auf eine mittlere Temperatur.

Nun das Fleisch mit der Asia-Würzmischung, dem Sambal Oelek und einem guten Schuss Sojasauce würzen und etwas Salz hinzugeben. Vorsicht beim Salzen, da die Sojasauce und das Sambal Oelek selbst schon sehr salzig sind. Nun die Sesamkörner in die Pfanne geben und bei kleiner Hitze rösten.

★ Den Salat in nicht zu kleine Stücke schneiden, in eine Schüssel geben und mit dem Zitronensaft und dem Sesamöl anmachen. Gut mischen und auf zwei Tellern anrichten. Schmecken Sie vorher ab, ob Ihr Salat noch mehr Sesamöl oder Zitrone verträgt. Das gebratene Fleisch darüber verteilen. Guten Appetit!

≡ VARIATION ≡

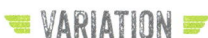

Sie können zusammen mit dem Fleisch auch Austernpilze in der Pfanne anbraten.

🔥 KOHLENHYDRATE 6,8 g

MEXIKANISCHER SALAT

ZUTATEN

500 g	Rinderhackfleisch
1	Eisbergsalat
	Jalapeño-Chilis *(sauerscharf eingelegt)*
100 g	Käse *(Emmentaler, Gouda oder auch Cheddar)*
1	rote Chili *(getrocknet oder frisch)*
1½ TL	Mexikanische Gewürzmischung *(oder Chili, Koriander und Paprikapulver)*
2	Knoblauchzehen
1 gestr. TL	Salz
	Pfeffer
	Frischkäse-Dressing

★ Eine kleine Chilischote entkernen und in schmale Ringe schneiden. Alternativ eine getrocknete Chilischote klein schneiden. Etwas Olivenöl in einer Pfanne erhitzen und die Chili und den geschälten, in Scheiben geschnittenen Knoblauch ins heiße Öl geben.

★ Das Hackfleisch zufügen und unter Rühren scharf anbraten, dabei in feine Stücke zerteilen. Mit dem Salz, etwas Pfeffer und der mexikanischen Gewürzmischung abschmecken und, wenn die gewünschte Schärfe bzw. Würze erreicht ist, von der Kochstelle nehmen.

★ Den Eisbergsalat in feine Streifen schneiden und waschen. Einige Jalapeño-Chilis aus der Lake nehmen und in Ringe schneiden. Den abgetropften Salat in einer Schüssel gut mit dem Frischkäse-Dressing vermischen und auf zwei Tellern anrichten. Das leicht abgekühlte Hackfleisch über dem Salat verteilen. Mit einer groben Reibe den Käse über den Salat geben und abschließend mit einigen Jalapeño-Scheiben garnieren.

🔥 **KOHLENHYDRATE 6,1 g**

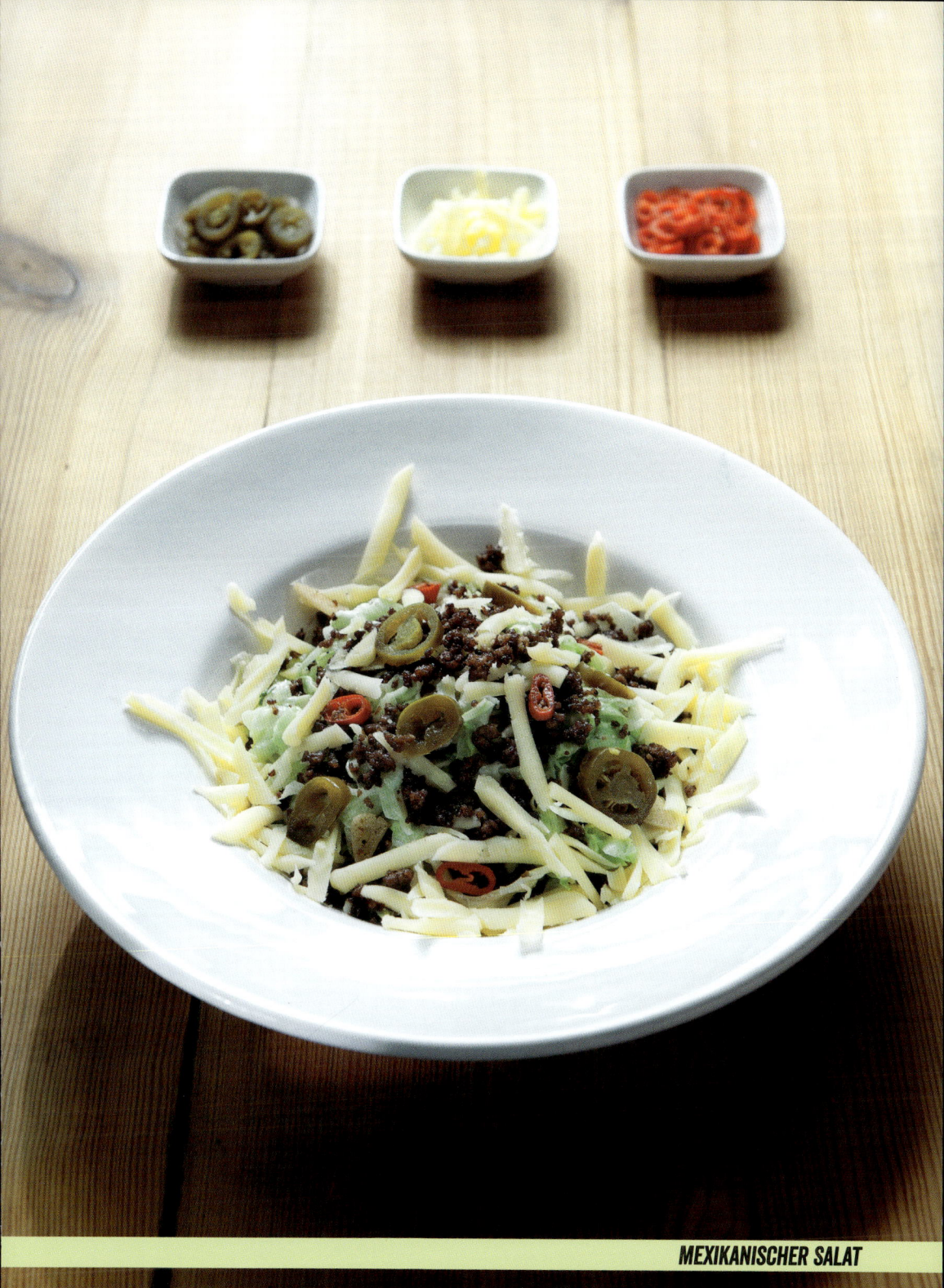

MEXIKANISCHER SALAT

RUCOLA MIT AUSTERNPILZEN

ZUTATEN

250 g	Rucola
300 g	Austernpilze
1 EL	Butter
7 EL	Olivenöl
	Balsamico
1 Zweig	frischer
oder 1 TL	getrockneter Rosmarin
	Salz
	Pfeffer

★ Austernpilze hängen meist am Strunk zusammen. Teilen Sie sie vorsichtig in einzelne Pilze bzw. Fächer. Dafür ist kein Messer notwendig, reißen Sie die Pilze einfach gegen die Wachstumsrichtung auseinander. Die Pilze nicht waschen, sie würden zu viel Wasser aufsaugen und stark an Geschmack verlieren.

★ Schneiden Sie den Strunk in Scheiben. Erhitzen Sie die Butter, das Olivenöl und den Rosmarin in einer beschichteten Pfanne.

Wenn die Butter im Öl zu schäumen beginnt, legen Sie die Austernpilze mit der glatten Seite nach unten einzeln nebeneinander in die Pfanne und braten sie kurz an. Wenn die Pilze auf der Unterseite leicht braun werden, wenden und auf der Lamellenseite anbraten. Sollten die Pilze das gesamte Öl aufsaugen, geben Sie noch etwas darüber. Sobald die Lamellenseite leicht bräunlich ist, einen guten Schuss Balsamico in die Pfanne geben, salzen und pfeffern und die Pilze gut schwenken. Die Pfanne jetzt nicht mehr auf die heiße Platte stellen.

★ Den Rucola gründlich waschen und auf zwei Tellern verteilen – auch die dicken unteren Stängel. Diese sind in der Regel nicht holzig und schmecken sehr kräftig. Nun ein bisschen Balsamico und Olivenöl über den Salat geben. Salzen, pfeffern und mit den Pilzen garnieren.

⬟ VARIATION ⬟

Hierzu passen sehr gut ein medium gebratenes Rindersteak, frisch gehobelter Parmesan oder auch gebratene Scampi oder Garnelen.

Statt der Austernpilze können Sie auch grob geschnittene frische Champignons oder Pfifferlinge verwenden.

★ TIPP ★

Pilze nie waschen, da sie sich mit Wasser vollsaugen. Austernpilze sind Baumpilze und daher in der Regel frei von Erde. Champignons können mit einer Bürste leicht trocken gesäubert werden. Eine Ausnahme sind Pfifferlinge, sie müssen gründlich gewaschen werden.

⬤ KOHLENHYDRATE 2,6 g

SPINATSALAT

ZUTATEN

500 g	frischer Spinat
2 EL	Olivenöl
2	Knoblauchzehen
1 EL	gekörnte Brühe
	Essig
1 Msp.	Muskatnuss
	Salz
	Pfeffer

★ Füllen Sie einen großen Topf etwa zur Hälfte mit Wasser. Geben Sie 1 EL Salz, die Brühe und einen Schuss Essig hinzu und lassen Sie das Ganze aufkochen. Die gewaschenen Spinatblätter kurz darin blanchieren – den Spinat also nach einer Minute mit einem Schaumlöffel aus dem kochenden Wasser nehmen –, abtropfen lassen und in eine Schüssel geben.

★ Zu den noch warmen Blättern geben Sie das Olivenöl, einen halben TL Salz, etwas Pfeffer, die Muskatnuss und den gewürfelten Knoblauch und verrühren alles gut. Diesen Spinatsalat kann man lauwarm oder auch kalt servieren.

★ TIPP ★

Spinatsalat passt sehr gut zu gebratenem oder gegrilltem Fisch oder Hühnchen.

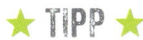 **KOHLENHYDRATE** 2,0 g

CHEFSALAT

ZUTATEN

1	Eisbergsalat
4	Eier
150 g	gekochter Schinken
150 g	Schnittkäse *(Gouda, Emmentaler etc.)*
	Vinaigrette oder Frischkäse-Dressing

★ Kochen Sie die Eier hart (mind. 8 Minuten) und lassen Sie sie abkühlen. Bereiten Sie das gewünschte Dressing zu – beide passen hervorragend zum Chefsalat.

★ Den Eisbergsalat in feine Streifen oder in Stücke schneiden, waschen und abgetropft in eine Schüssel geben. Den Schnittkäse und den gekochten Schinken in Streifen scheiden. Die Eier schälen und mit einem Eierschneider in dünne Scheiben schneiden. Käse, Schinken und Ei samt Dressing über den Salat geben und vorsichtig umrühren, damit die Eier nicht völlig zerfallen.

KOHLENHYDRATE 4,8 g

BBQ-SAUCE

ZUTATEN

2 EL	Malz- oder Weinessig
4 EL	Diätketchup, nicht über 8 g.KH
2 EL	Sonnenblumenöl
	flüssiger Süßstoff
eine Prise	Salz oder Hickory-Rauchsalz
	BBQ-Gewürz

★ Den Essig, das Ketchup, das Öl, etwas Süßstoff und 2 EL Wasser in einer kleinen Schüssel gut verrühren und mit etwas Hickory-Rauchsalz und BBQ-Gewürz abschmecken.

★ TIPPS ★

Sie können die BBQ-Sauce auch mit Chipotle-Tabasco abschmecken, der aus geräucherten Chilis hergestellt wird.
Statt Ketchup kann auch Tomatenmark verwendet werden. Dann jedoch nur 1 gehäufter EL sowie 1 zusätzlichen EL Öl.

🔥 KOHLENHYDRATE 3,2 g

DILL-SENF-DIP

ZUTATEN

½ EL	mittelscharfer Senf
2 EL	Mayonnaise
10 g	frischer
oder 1 TL	getrockneter Dill
2 Spritzer	flüssiger Süßstoff
1 EL	Zitronensaft
	Salz
	Pfeffer

★ Einen halben Bund Dill von den dicken Stielen befreien und fein hacken. Die Mayonnaise, den Senf, den Zitronensaft, den Süßstoff und etwas Salz und Pfeffer in einer kleinen Schüssel verrühren – fertig!

★ TIPPS ★

Dieser Dip passt sehr gut zu geräuchertem Lachs oder als Sauce zu Schweinekrustenchips oder zu hart gekochten Eiern. Den Dip bereiten Sie am besten mit frischem Dill zu, da der Geschmack dann am intensivsten ist. Ganz allgemein gilt: Bleiben Kräuter übrig, können Sie diese einfach in ein Döschen oder einen Beutel füllen und einfrieren.

🔥 KOHLENHYDRATE 1,8 g

REMOULADE

ZUTATEN

2 EL	Mayonnaise
2	Essig- oder Gewürzgurken
1	Ei
1 EL	Kräuter, z. B. Schnittlauch *(als Trockenmischung, gefroren oder frisch)*
1 Spritzer	Zitronensaft
	Salz
	Pfeffer

★ Das Ei hart kochen, abschrecken und abkühlen lassen. Wenn es kalt ist, schälen und in kleine Stücke hacken. Die Essig- oder Gewürzgurken in feine Stückchen schneiden.
★ Nun das Ei, die Gurke und die Kräuter mit der Mayonnaise und einem Spritzer Zitronensaft verrühren und mit etwas Salz und Pfeffer abschmecken.

★ TIPP ★

Unbedingt darauf achten, dass Sie ungezuckerte Gurken verwenden!

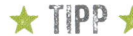 **KOHLENHYDRATE 1,0 g**

MAYONNAISE

ZUTATEN

200 ml	Sonnenblumenöl
1	Ei
½ TL	Zitronensaft
1 TL	Senf
½ TL	Salz

Eine Mayonnaise selbst zu machen, die nahezu keine Kohlenhydrate hat, ist im Prinzip mehr als einfach. Sie brauchen zunächst einen Pürierstab sowie ein höheres Gefäß, in das der Pürierstab recht genau passt.
★ Füllen Sie das Sonnenblumenöl in das Gefäß, schlagen Sie das Ei hinein und geben Sie das Salz, den Senf und den Zitronensaft dazu. Jetzt den Pürierstab (noch nicht anschalten!) bis zum Boden des Gefäßes führen, erst jetzt einschalten und ganz langsam nach oben ziehen. Fertig!

★ TIPP ★

Nicht länger als einen Tag im Kühlschrank aufbewahren – Salmonellengefahr!

⮞ VARIATION ⮜

Fügen Sie vor dem Pürieren 2 große geschälte Knoblauchzehen hinzu und Sie erhalten eine Aioli!

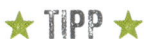 **KOHLENHYDRATE 0,7 g**, als Aioli 1,4 g

SAUCE HOLLANDAISE

ZUTATEN

250 g Butter
3 Eigelb
1 EL Zitronensaft
Cayennepfeffer
Salz
Pfeffer

★ Zerlassen Sie in einem kleinen Topf die Butter. Nur erhitzen, nicht kochen lassen!
★ Erhitzen Sie etwas Wasser in einem zweiten Topf und setzen Sie eine Metallschüssel darauf, sodass Sie ein Wasserbad erhalten. Achten Sie darauf, dass das Wasser nicht kocht.

★ Verrühren Sie in der Metallschüssel über dem Wasserbad das Eigelb, den Zitronensaft und 3 EL Wasser mit einem Schneebesen zu einer cremigen Masse. Nehmen Sie die Schüssel aus dem Wasserbad und geben Sie nach und nach die zerlaufene Butter unter ständigem Rühren hinein, zunächst teelöffelweise, später mit einem Esslöffel. Um sich das Rühren zu erleichtern, können Sie auch ein elektrisches Rührgerät verwenden. Mit Salz und Pfeffer sowie einer Messerspitze Cayennepfeffer abschmecken und lauwarm servieren. Nicht wieder auf den Herd stellen, da die Sauce sonst gerinnt.

★ TIPPS ★

Diese „holländische Sauce" ist die ultimative „Allzweckwaffe", um viele Gerichte aufzupeppen. Sie passt zu Fisch und Fleisch genauso gut wie zu Spargel oder Blumenkohl. Lassen Sie Ihrer Fantasie freien Lauf. Die Sauce schlägt mit nahezu 0 g KH zu Buche.
Das nicht verwendete Eiweiß nicht wegwerfen! Braten Sie sich daraus z. B. ein Mini-Omelette.

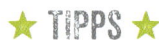 **KOHLENHYDRATE** 0,5 g

ZAZIKI

ZUTATEN

200 g Hüttenkäse (1 Becher)
50 g Zucchini
2 Knoblauchzehen
2 EL Olivenöl
Salz
Pfeffer

★ Geben Sie den Hüttenkäse zusammen mit dem Olivenöl in eine kleine Schüssel und pressen Sie den Knoblauch mit einer Knoblauchpresse hinzu. Falls Sie keine Presse zur Hand haben, hacken Sie den Knoblauch

sehr fein. Hobeln Sie die Zucchini mit einer groben Reibe in die Schüssel und mischen Sie alles gründlich. Mit etwas Salz und Pfeffer abschmecken und am besten gekühlt mindestens eine halbe Stunde ziehen lassen.

Das Low-Carb-Zaziki weicht in seinen Zutaten etwas vom Original ab, jedoch schmeckt das Ergebnis wirklich gut und muss den direkten Vergleich nicht scheuen. Es passt ganz hervorragend zu allen Grillgerichten, gebratenem Fleisch und natürlich zu Gyros.

★ TIPP ★

Klassisches, mit Joghurt zubereitetes Zaziki hat leider oft einen Kohlenhydratgehalt von 7–10 g auf 100 g und somit zuviel für die Manndiät. Achten Sie beim Kauf des Hüttenkäses sehr auf den KH-Gehalt. Es gibt Sorten mit nur 1 g KH pro 100 g z. B. von „Bayernland".

◉ **KOHLENHYDRATE** 2 g

RAHMSAUCE MIT PILZEN

ZUTATEN

500 g	frische Champignons (alternativ 2 kl. Dosen geschnittene Champignonköpfe)
1 kleine	Zwiebel, ca. 50 g
6 EL	Sonnenblumenöl
2 EL	Butter
1 EL	Zitronensaft
250 ml	Alpro Soja Kochsahne
2 ML	Bindobin
1 TL	gekörnte Brühe
1 TL	Majoran, gehackt
	Salz
	Pfeffer

★ Die Champignons in nicht zu dünne Scheiben schneiden. Die frischen Pilze nicht waschen, evtl. anhaftende Erde trocken abbürsten. Die Zwiebel in kleine Würfel schneiden.

★ Das Sonnenblumenöl und die Butter in einer großen Pfanne erhitzen und die Zwiebelstückchen darin bei niedriger Hitze glasig dünsten. Die Champignons zugeben und braten, bis sie schrumpfen. Dabei immer wieder wenden und, falls die Pilze das Öl vollständig aufgesaugt haben, noch etwas nachgeben. Bei Dosenchampignons verwenden Sie nur 1 EL Butter und 3 EL Öl. Die Dosenpilze natürlich vorher gut abtropfen lassen!

★ Mit Salz, Pfeffer und dem gehackten Majoran abschmecken. Die Kochsahne, die gekörnte Brühe, den Zitronensaft und das Bindobin zu den Pilze geben, gut verrühren und bei mittlerer Hitze leicht einkochen lassen.

★ TIPPS ★

Diese Sauce passt sehr gut zu gebratenem Fleisch wie Puten- oder Schweineschnitzel, Lende, Steak oder auch zu Schweinebraten.

Je nach Jahreszeit und Angebot können Sie auch andere Pilzsorten verwenden. Die Rahmsauce schmeckt mit Steinpilzen, Pfifferlingen, Austernpilzen oder Kräutersaitlingen vielleicht sogar noch besser.

Statt der Kochsahne können auch 100 g Frischkäse verwendet werden.

◉ **KOHLENHYDRATE** 4,6 g

CURRYWURST MIT JALAPEÑOS

ZUTATEN

500 g	Currywurst oder Bockwürstchen
2 EL	Jalapeño-Chilis (im Glas)
1 EL	Chili-Wasser
2 EL	Sonnenblumenöl
1 TL	Currypulver
4 EL	Diät-Ketchup, nicht über 8 g KH

★ In einer kleinen Schüssel Ketchup, Sonnenblumenöl, Chili-Wasser und das Currypulver mischen. In diese Sauce die klein geschnittenen Jalapeños rühren.

★ Die Würstchen auf einer Seite ganz leicht rautenförmig einschneiden und in einer Pfanne oder auf dem Grill goldbraun braten bzw. grillen. Die Würstchen auf zwei Teller geben und die Sauce gleichmäßig darüber verteilen.

★ TIPP ★

Statt Jalapeños können auch normale Peperoni verwendet werden (ca. 4 Schoten). Currywurst gibt es oft eingeschweißt im Kühlregal.

⬤ KOHLENHYDRATE 5,4 g

ALS BEILAGE Beilagensalat

KETCHUP

ZUTATEN

1 Dose	Tomaten, ca. 400 g (ca. 2,1 g KH)
2 EL	Tomatenmark
1	Sellerieknolle, ca. 50 g
1	Knoblauchzehe
2 EL	Balsamico
1 EL	Weinessig
1 TL	flüssiger Süßstoff (hitzebeständig)
2 TL	Currypulver
1 gestr. TL	Salz

★ Die Sellerieknolle und den Knoblauch schälen, in kleine Würfel schneiden und zusammen mit den übrigen Zutaten sowie 100 ml Wasser in einem Topf bei geschlossenem Deckel auf kleiner Flamme ca. 20–25 Minuten köcheln lassen.

★ Sobald der Sellerie weich ist, das Ketchup mit einem Pürierstab oder im Mixer sehr fein pürieren und abkühlen lassen.

★ TIPP ★

Das Ketchup ist durch den Essig und das Salz natürlich konserviert und hält weit über eine Woche im Kühlschrank.

⬤ KOHLENHYDRATE 1 g (pro 50-g-Portion)

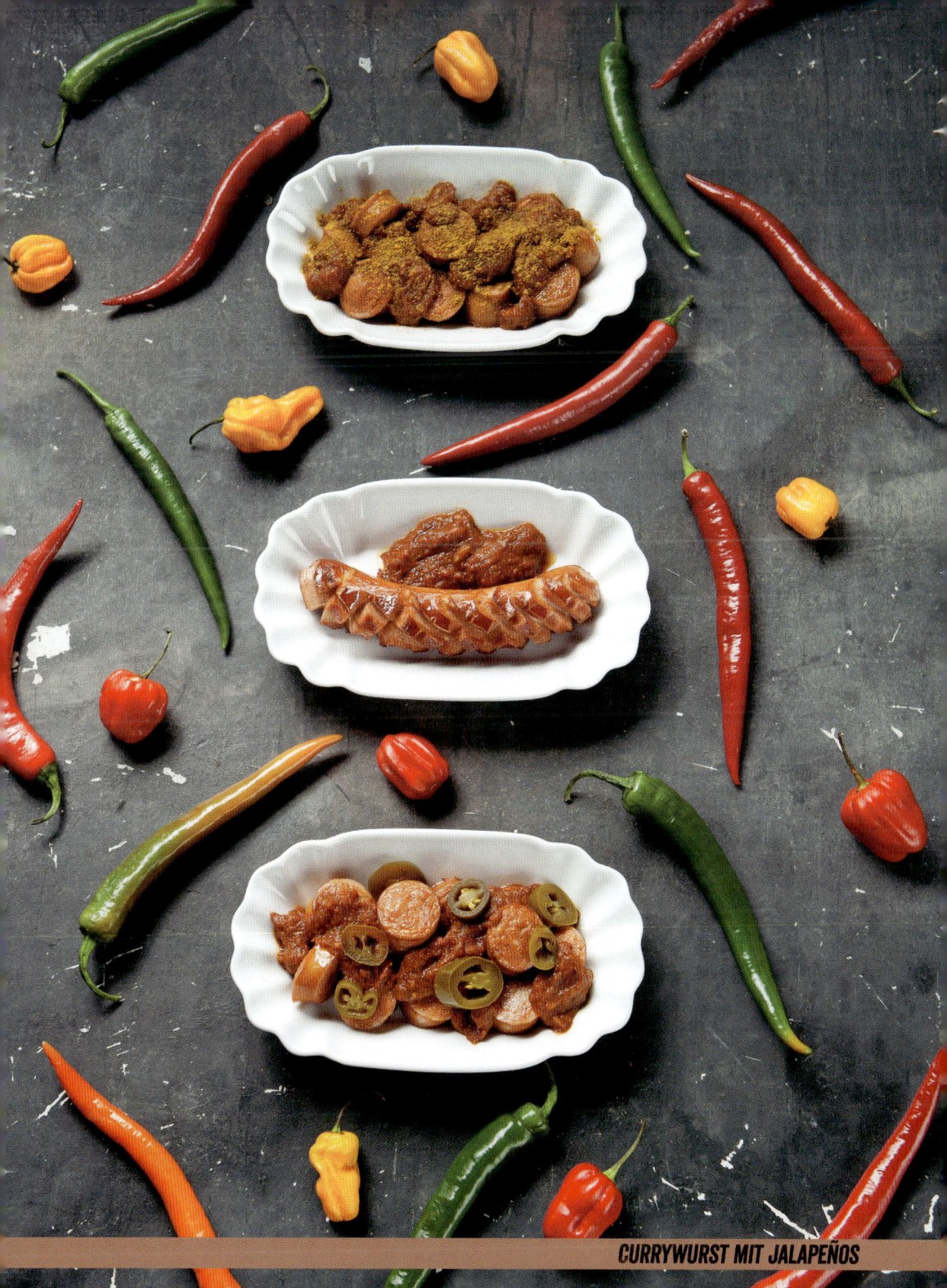

BLAUE ZIPFEL

Der Name klingt komisch, „Blaue Zipfel" sind aber ein fränkisches Nationalgericht.
Der Ursprung des Namens ist wohl auf die Kombination von Bratwürsten und dem Sud zurück-
zuführen, der ähnlich zubereitet wird wie bei „Forelle blau".

ZUTATEN

6	grobe, nicht gebrühte Bratwürste, ca. 500 g
1	Zwiebel, ca. 100 g
1 EL	gekörnte Brühe
4 EL	Weinessig
8	Wacholderbeeren
2	Lorbeerblätter
1 EL	Senfkörner
3	Nelken
2 Spritzer	flüssiger Süßstoff (hitzebeständig!)
1 gestr. TL	Salz
	Pfeffer

★ Die Zwiebel in nicht zu feine Ringe schneiden. 1½ Liter Wasser mit der gekörnten Fleischbrühe, der Zwiebel, dem Essig, den Wacholderbeeren, Senfkörnern, Nelken, Lorbeerblättern, dem Süßstoff, dem Salz und etwas Pfeffer zum Kochen bringen und gut 10 Minuten stark kochen lassen. Anschließend die Hitze drosseln, bis das Wasser nur noch leicht siedet.

★ Mit einem Zahnstocher oder einem anderen kleinen Piekser mehrere, über die Wurst verteilte Löcher in die Bratwursthaut stechen. Die Würste nun in den Sud geben und bei schwacher Hitze leicht sieden lassen – nicht mehr kochen. Nach 20 Minuten sind die Würste fertig. Serviert werden die „Blauen Zipfel" in einem tiefen Teller im Sud mit der gekochten Zwiebel. Senf passt toll dazu.

★ TIPP ★

Wenn die Würstchen über Nacht im Sud bleiben und am nächsten Tag neu aufgewärmt werden, schmecken sie noch besser.

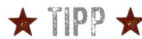 **KOHLENHYDRATE** 4,5 g

ALS BEILAGE Beilagensalat

BIFTEKI

ZUTATEN

500 g	Rinder- oder gemischtes Hackfleisch
1	Feta/Hirtenkäse am Stück
2	Eier
1 kleine	Zwiebel
2	Knoblauchzehen
2 EL	Margarine
1 EL	Oregano
1 gestr. EL	Thymian
1 TL	Basilikum (getrocknet)
1 TL	Paprikapulver
oder 2 EL	griechische Gewürzmischung
1 gestr. TL	Salz
½ gestr. TL	Pfeffer

★ Die Knoblauchzehen von der Schale befreien und sehr fein hacken, die Zwiebel schälen und sehr klein würfeln. Das Hackfleisch in eine Schüssel geben, die Zwiebel und den Knoblauch hinzufügen. Die beiden Eier aufschlagen und ebenfalls über das Hackfleisch geben. Da Hackfleisch viel Würze vertragen kann, mit der Zugabe der Gewürze nicht zu sparsam sein, kräftig mit Oregano, Thymian, Basilikum und Paprikapulver würzen und mit Salz und Pfeffer abschmecken. Den Inhalt der Schüssel gründlich mit den Händen durchkneten, sodass sich die Zutaten gut mischen.

★ Den Hirtenkäse in 4 Streifen von etwa 6 cm Länge und 1½ cm Breite schneiden. Die Käsestreifen jeweils mit Hackfleischmasse umhüllen und 4 längliche Frikadellen formen. Die Margarine in einer großen Pfanne erhitzen. Die Bifteki erst in die Pfanne geben, wenn das Öl heiß ist und kleine Wellen zu schlagen beginnt. Die Bifteki von beiden Seiten jeweils ca. 5 Minuten anbraten. Sollten die Seiten noch nicht braun genug sein, stellen Sie die Bifteki am Pfannenrand nebeneinander – auch hierbei einmal wenden –, so erreichen Sie eine „nahtlose Bräune".

★ TIPP ★

Den übrigen Feta können sie z. B. würfeln und auf dem Beilagensalat verteilen.
Verwenden Sie statt des „normalen" Fetas, der aus Kuhmilch hergestellt wird, den nur wenig teureren, echten griechischen Schafskäse. Er ist meist weniger salzig und besitzt einen stärkeren Eigengeschmack.

🔥 KOHLENHYDRATE 2,9 g

ALS BEILAGE Blattspinat, Zucchini, Beilagensalat, Radicchio

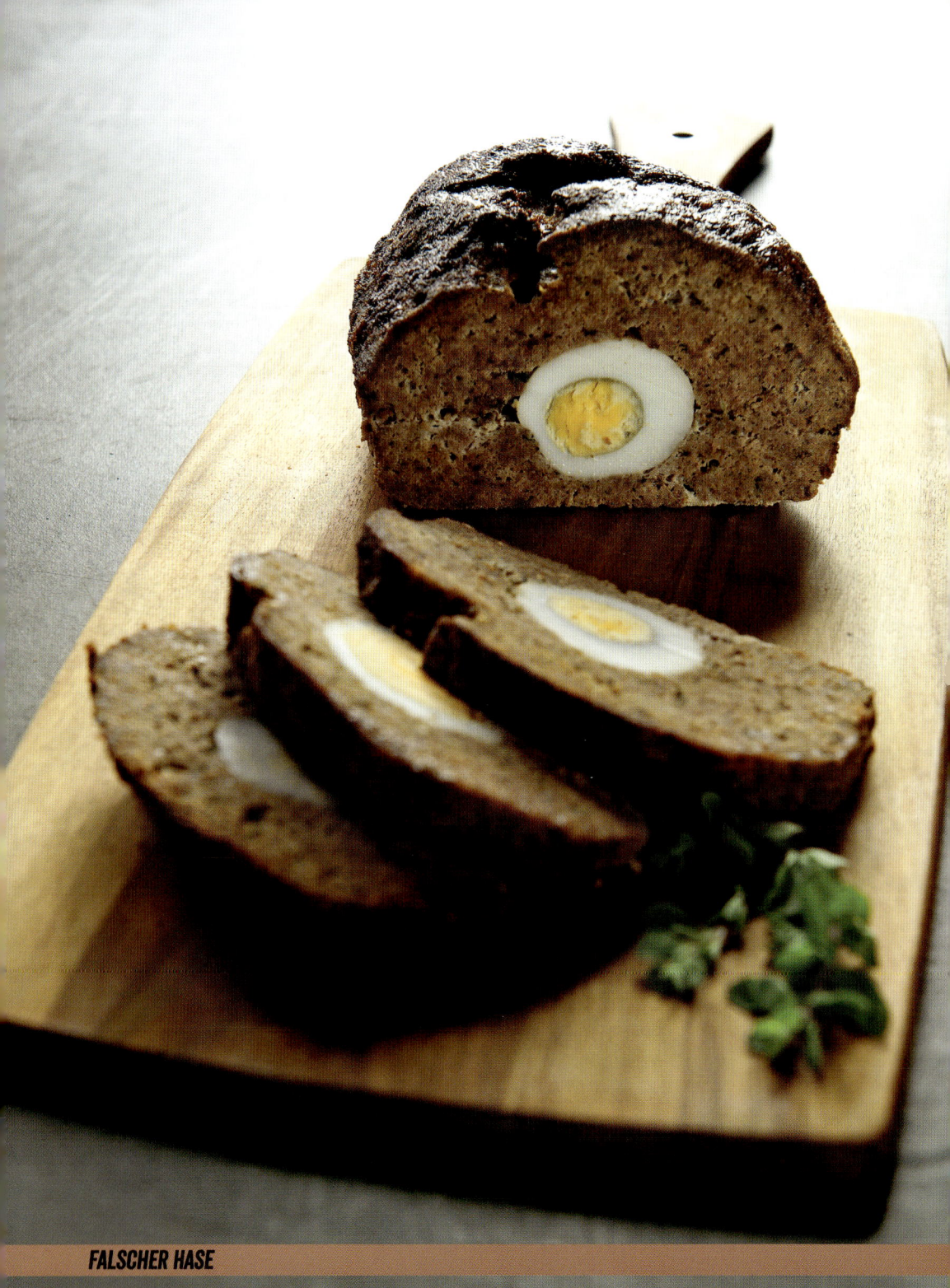

FALSCHER HASE

Zu kleine Stücke Fleisch werden beim Braten recht trocken. Dieses Rezept für „Falschen Hasen" ist daher für gut vier Portionen gedacht.

ZUTATEN

1 kg	Rinder- oder gemischtes Hackfleisch
6	Eier
1 große	Zwiebel, ca. 100 g
2 EL	Majoran
3 EL	Iglo 8-Kräuter-Mischung
1 TL	Paprikapulver
2 TL	Hackfleischgewürzmischung
1 gestr. TL	Salz
1 gestr. TL	Pfeffer

★ Kochen Sie zunächst drei der sechs Eier hart und lassen Sie sie abkühlen. Geben Sie das Hackfleisch in eine Schüssel und fügen Sie die klein gewürfelte Zwiebel und die Kräutermischung hinzu. Schlagen Sie die drei übrigen Eier auf und geben Sie sie über das Hackfleisch. Da Hackfleisch viel Würze vertragen kann, mit Zugabe der Gewürze nicht zu sparsam sein und mit Majoran, Paprikapulver, Hackfleischwürze, Salz und Pfeffer kräftig würzen. Den Inhalt der Schüssel nun mit den Händen gut durchkneten, sodass sich die Zutaten gut mischen. Schmecken Sie jetzt schon ab, ob das Hackfleisch würzig genug schmeckt, sonst nachwürzen.

★ Schälen Sie die gekochten Eier. Formen Sie das Hackfleisch zu einer Art Brotlaib. Arbeiten Sie die gekochten Eier dabei so ein, dass sie mittig hintereinander im Zentrum des Bratens liegen. Später, beim Aufschneiden des Bratens, wird dann jeweils eine Scheibe Ei in der Mitte zu sehen sein.

★ Legen Sie ein Backblech oder eine Auflaufform mit Backpapier aus und heizen Sie den Backofen auf 180 °C (Umluft 160 °C) vor. Backen Sie den Braten ca. 1 Stunde, bis er außen schön kross ist.

★ Dazu passt sehr gut eine Frischkäsesauce mit Pilzen.

★ TIPP ★

Der „Falsche Hase" schmeckt auch kalt mit etwas Senf oder Ketchup sehr lecker.

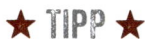 KOHLENHYDRATE 2,3 g

ALS BEILAGE Blattspinat, Zucchini, Beilagensalat, Blumenkohl, Brokkoli, Mangold-Gemüse, gebratener Chinakohl, Sellerie-Mousse, Blumenkohl-Couscous oder Pak Choi

SZEGEDINER GULASCH

ZUTATEN

1 kg	gemischtes Gulasch
500 g	Sauerkraut
1 kleine	Zwiebel, ca. 50 g
1	Knoblauchzehe
1 mittlere	Chilischote
2 TL	gekörnte Brühe
1 EL	Tomatenmark, ca. 20 g
5 EL	Sonnenblumenöl
1 ML	Bindobin
1	Lorbeerblatt
6	Wacholderbeeren
1 TL	Majoran
1 TL	Paprikapulver
1 gestr. TL	Salz

★ Erhitzen Sie das Sonnenblumenöl in einem großen Topf (Durchmesser etwa 25 cm) auf höchster Stufe. Die Zwiebel würfeln und in das heiße Öl geben, kurz anschwitzen lassen, dann das Fleisch dazugeben. Die Stücke beim Anbraten mehrfach wenden.

★ Sobald das Fleisch angebraten ist, mit 500 ml Wasser ablöschen und die entkernte und in Streifen geschnittene Chilischote, den geschälten und in Scheiben geschnittenen Knoblauch, den Majoran, die gekörnte Brühe, das Paprikapulver, das Salz und das Tomatenmark zugeben und verrühren. Die Wacholderbeeren leicht andrücken und mit dem Lorbeerblatt ebenfalls hinzufügen.

★ Das Gulasch bei geschlossenem Deckel gut 50 Minuten bei mittlerer Temperatur köcheln lassen. Falls zu viel Flüssigkeit verdampft, einfach einen Schuss Wasser zugeben. Dann das Sauerkraut, gut 200 ml Wasser und das Bindobin ins Gulasch geben und weitere 30 Minuten köcheln lassen.

★ Vor dem Servieren das Lorbeerblatt und die Wacholderbeeren entfernen.

● KOHLENHYDRATE 2,8 g

ALS BEILAGE Da das Sauerkraut schon im Gulasch ist, ist eine Beilage nicht nötig.

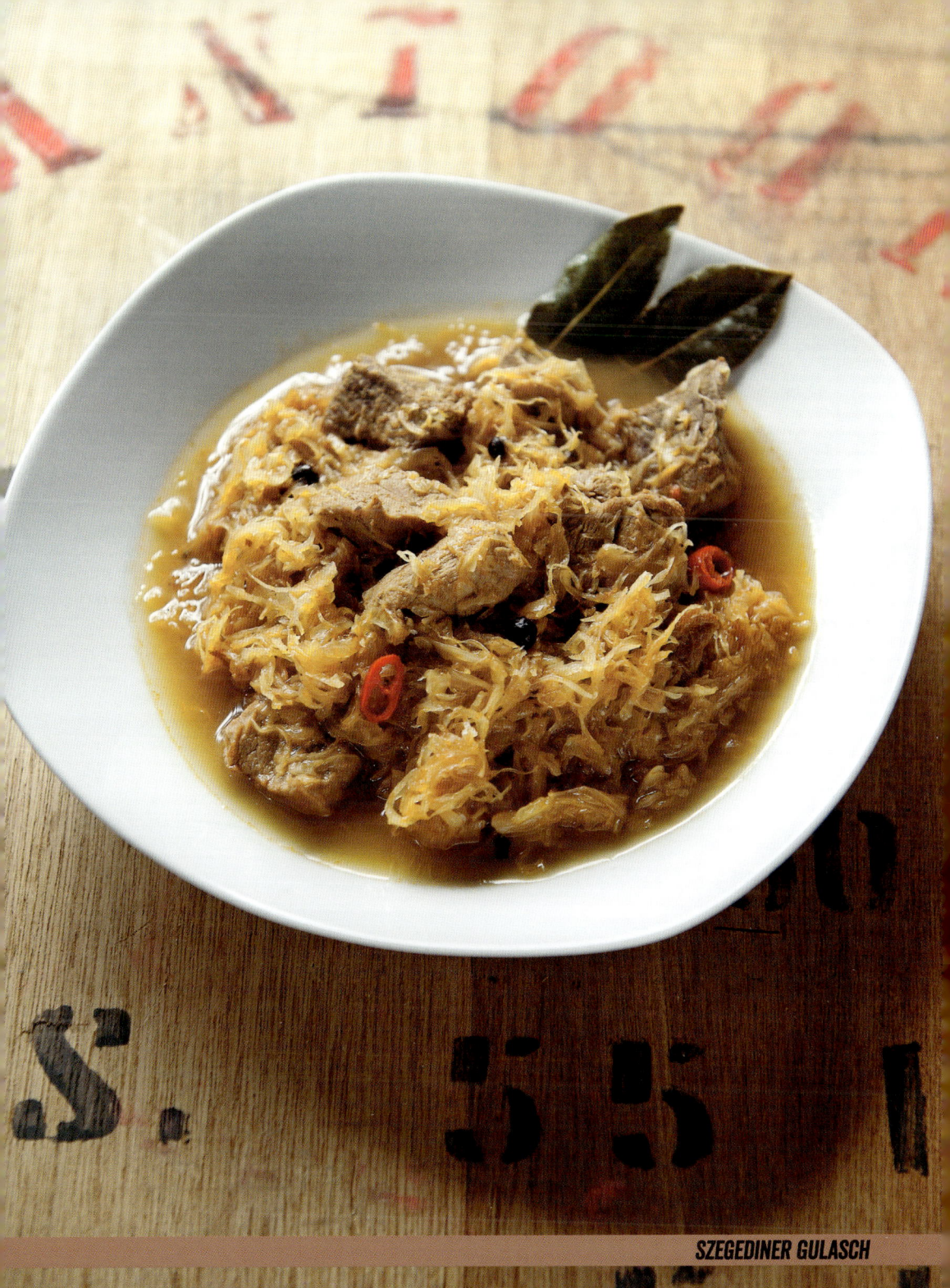

SZEGEDINER GULASCH

GRÜNKOHL MIT METTENDEN

ZUTATEN

800 g	Grünkohl *(Abtropfgewicht – gefroren, Glas oder Dose)*
4	Mettenden
1 kleine	Zwiebel, ca. 50 g
1 TL	gekörnte Brühe
1 gestr. EL	Butterschmalz oder Margarine
1 Msp.	Muskat
	Salz
	Pfeffer

★ Das Butterschmalz bei mittlerer Hitze in einem Topf erhitzen und die in kleine Würfel geschnittene Zwiebel zugeben. Sobald die Zwiebel glasig wird, den Grünkohl und 200 ml Wasser in den Topf geben. Die gekörnte Brühe und den Muskat unterrühren und den Kohl kurz aufkochen lassen. Dann mit reduzierter Hitze etwa 10 Minuten köcheln lassen.

★ Die Mettenden seitlich jeweils einmal mit einer Gabel einstechen und in den Grünkohl drücken. Bei geschlossenem Deckel weitere 10 Minuten köcheln lassen, bis die Mettenden heiß sind.

★ Mit etwas Senf sofort servieren.

⟁ VARIATION ⟁

Sie können statt Mettenden auch Kassler oder Schweinebauch bzw. -backe oder alles gemischt auf den Grünkohl legen und mit ziehen lassen.

⚫ ACHTUNG ⚫

Achten Sie beim Kauf von Grünkohl sehr auf den KH-Gehalt. Viele Produkte sind mit Haferflocken oder einem anderen KH-haltigen Bindemittel angereichert. Der KH-Anteil sollte nicht über 0,7 g pro 100 g liegen. Gekocht reduziert er sich noch etwas.

Grützwurst oder Bremer Pinkel sind **nicht** erlaubt, da diese gut zur Hälfte aus Getreide (Graupen) bestehen.

★ TIPP ★

Grünkohl mit nur 0,7 g KH gibt es bei Lidl oder auch Real im Glas.

⚫ KOHLENHYDRATE 5,0 g

LENDCHEN IN GORGONZOLASAUCE

ZUTATEN

500 g	Schweinelende
150 g	Gorgonzola *(oder ein anderer Blauschimmelkäse)*
1 EL	Frischkäse (ca. 50 g)
1 EL	Butter
	Paprikapulver
	Salz
	Pfeffer

★ Die Lende von Fett oder Sehnen befreien und in ca. 2½ cm dicke Scheiben schneiden. Diese „Taler" mit einem Pfannenwender flach drücken und leicht salzen, pfeffern und mit Paprikapulver bestäuben.

★ Die Butter in einer Pfanne schmelzen lassen. Sobald sie zu schäumen beginnt, die Lendenstücke in die Pfanne geben und von beiden Seiten ca. 2 Minuten kurz anbraten.

★ Das Fleisch aus der Pfanne nehmen und den Gorgonzola und den Frischkäse in dieser schmelzen lassen, dabei gut miteinander verrühren. Mit etwas Salz und Pfeffer abschmecken. Dann die Lendentaler zurück in die Pfanne geben und ca. 3–5 Minuten ganz leicht in der Sauce köcheln lassen.

VARIATION

Verwenden sie statt der Lende zwei Rumpsteaks.

KOHLENHYDRATE 0,7 g

ALS BEILAGE Zucchini, Beilagensalat, Brokkoli, Mangold-Gemüse, Radicchio, Rosenkohl oder Blumenkohl-Couscous

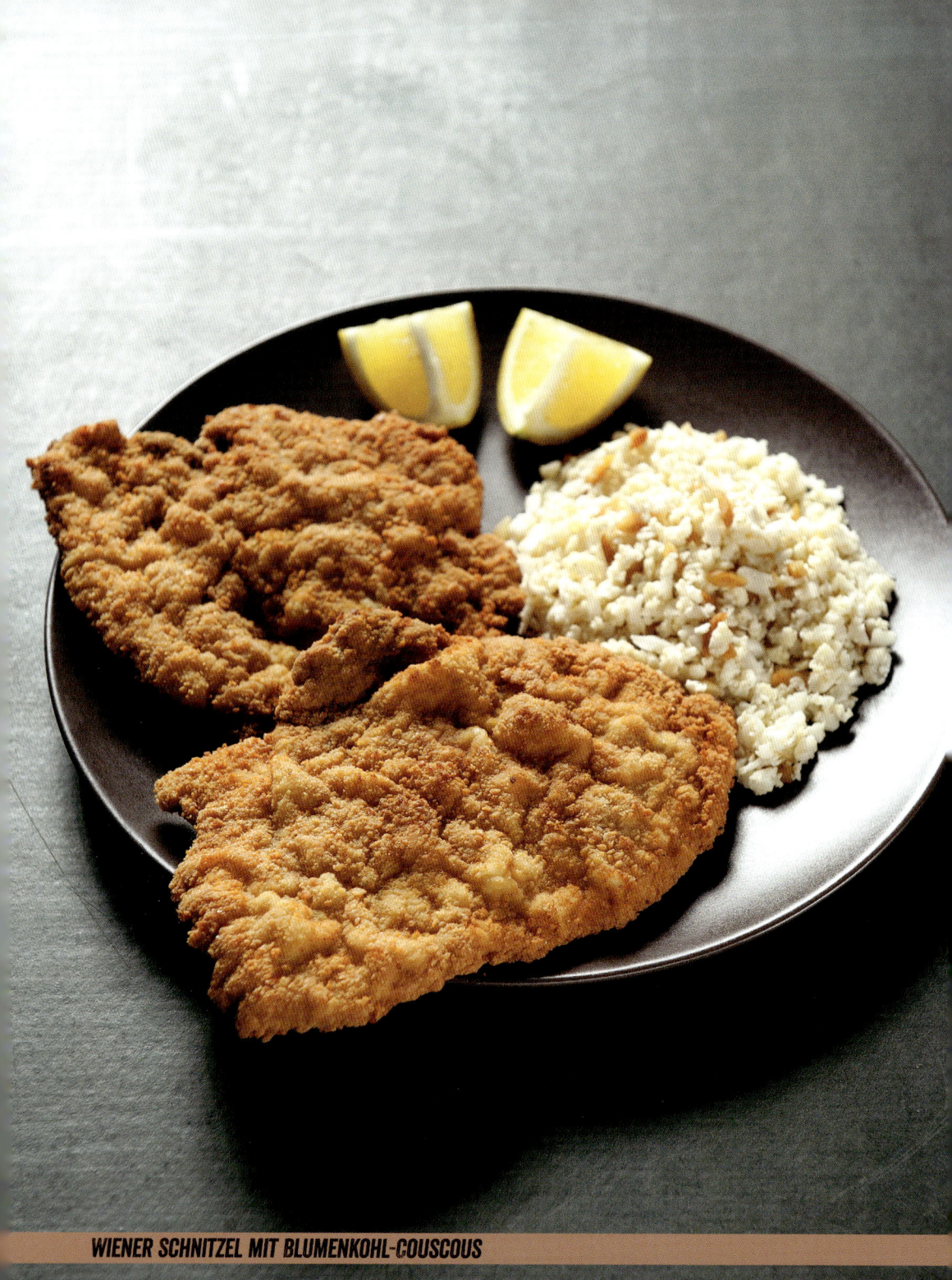

WIENER SCHNITZEL MIT BLUMENKOHL-COUSCOUS

WIENER SCHNITZEL

ZUTATEN

500 g	Schweine- oder Putenschnitzel
2	Eier
1	Bio-Zitrone
100 g	Mandelmehl
15 g	Gluten
	Sonnenblumenöl
	Senf
	Salz
	Pfeffer

★ Die Schnitzel mit einem Fleischhammer auf einem Holzbrett recht flach klopfen. Das Fleisch sollte überall gleich dünn sein (etwa ½ cm). Die flachen Schnitzel nun etwas salzen und pfeffern und ganz leicht mit Senf bestreichen.

★ Schlagen Sie die Eier in einen tiefen Teller. Etwas Salz und Pfeffer dazugeben, dann das Eigelb und das Eiweiß mithilfe einer Gabel stark verquirlen. In einem zweiten flachen Teller das Mandelmehl mit dem Gluten vermischen. Jedes Schnitzel einzeln erst in den Ei-Teller geben, sodass es von allen Seiten gut mit Ei überzogen ist, dann im Mandelmehl wenden. Die Schnitzel sollen von allen Seiten gleichmäßig mit Panade bedeckt sein.

★ In einer großen Pfanne recht viel Sonnenblumenöl erhitzen. Das Öl sollte gut ½ cm hoch in der Pfanne stehen. Das Öl auf der höchsten Stufe erhitzen, die Schnitzel in das heiße Öl geben und die Temperatur dann auf mittlere Hitze zurückstellen. Die Schnitzel auf beiden Seiten ca. 3 Minuten braten, bis die Panade schön goldbraun geworden ist. Die Zitrone längs halbieren, dann in Achtel schneiden. Servieren Sie die Schnitzel zusammen mit den Zitronenachteln. Vor dem Genießen etwas Zitronensaft über die Panade träufeln.

★ TIPP ★

Mandelmehl bleibt beim Auspressen von Mandeln, z. B. für Öl übrig. Man kann es bei diversen Low-Carb-Shops im Internet bestellen.

Gluten, auch Weizenkleber genannt, kann ebenfalls über das Internet bestellt werden. Es enthält kaum noch Stärke und somit sehr wenig Kohlenhydrate. Für die Panade ist es nicht unbedingt notwendig, es lässt sie aber besser am Schnitzel haften.

◉ KOHLENHYDRATE 5,7 g

ALS BEILAGE Beilagensalat oder Blumenkohl-Couscous

JÄGERSCHNITZEL

ZUTATEN

400 g	Schweine- oder Putenschnitzel
500 g	frische Champignons
oder 2 kl.	Dosen Mischpilze oder geschnittene Champignons
1 kleine	Zwiebel
125 ml	Alpro Soya Cuisine (Kochsahne)
1 TL	gekörnte Brühe
1 EL	Zitronensaft
2 ML	Bindobin
2 EL	Margarine
2 EL	Butter
1 TL	Majoran
	Paprikapulver
	Salz
	Pfeffer

★ Die Margarine in einer großen Pfanne erhitzen. Die Schnitzel mit Küchenkrepp trocken tupfen und von beiden Seiten etwas salzen und mit Paprikapulver bestreuen. Von beiden Seiten ca. 4 Minuten braten, bis das Fleisch leicht bräunlich wird. Dann die Pfanne von der Kochstelle nehmen und die Schnitzel beiseitelegen.

★ Die Champignons in nicht zu dünne Scheiben schneiden. Pilze nicht waschen, um kein Aroma zu verlieren! Falls etwas Erde an den Pilzen sein sollte, diese nur vorsichtig abbürsten. Die Zwiebel in kleine Würfel schneiden. Die Butter in der Schnitzelpfanne erhitzen, die Zwiebelstückchen hineingeben und, wenn diese glasig werden, die Champignons zugeben und anbraten. Immer wieder wenden und, falls die frischen Pilze die Butter völlig aufgesaugt haben, noch etwas nachgeben. Wenn Sie Dosenchampignons verwenden, geben Sie nur 1 EL Butter in die Pfanne. Die Dosenpilze natürlich vorher gut abtropfen lassen. Die Pilze mit Salz, Pfeffer und Majoran abschmecken.

★ Die Soja-Kochsahne, die gekörnte Brühe, den Zitronensaft und das Bindobin mischen, gut verrühren und zu den Pilzen geben. Die Schnitzel wieder in die Pfanne geben und die Sauce bei mittlerer Hitze etwas einkochen lassen.

★ TIPP ★

Je nach Jahreszeit können Sie auch andere Pilzsorten verwenden. Jägerschnitzel schmeckt auch mit Steinpilzen, Pfifferlingen, Austernpilzen oder Kräutersaitlingen hervorragend.

≡ VARIATION ≡

Statt der Kochsahne können auch 100 g Frischkäse verwendet werden.

♦ KOHLENHYDRATE 3,0 g

ALS BEILAGE Blattspinat, Zucchini, Beilagensalat, Mangold-Gemüse, Rosenkohl, Sellerie-Mousse oder Blumenkohl-Couscous

PAPRIKASCHNITZEL

ZUTATEN

500 g	Schweine- oder Putenschnitzel
300 g	grüne Paprika (2 Schoten)
1 kleine	Zwiebel
1	Knoblauchzehe
1 EL	Tomatenmark
4 EL	Olivenöl
2 EL	Margarine
1 TL	Italienische Kräutermischung oder Kräuter der Provence

★ Die Paprika vom Strunk und den Kernen befreien und in Streifen schneiden. Die Zwiebel in dünne Ringe und den geschälten Knoblauch in Scheibchen schneiden.

★ Die Margarine in einer großen Pfanne erhitzen. Die Schnitzel mit Küchenkrepp trocken tupfen und von beiden Seiten salzen und mit Paprikapulver bestreuen. Von beiden Seiten ca. 4 Minuten anbraten, bis das Fleisch leicht bräunlich wird. Die Schnitzel beiseitelegen.

★ Die Pfanne wieder auf die Kochstelle geben und das Olivenöl bei mittlerer Temperatur erhitzen. Jetzt die vorbereitete Paprika, die Zwiebel, den Knoblauch und die Kräuter-mischung in die Pfanne geben und unter mehrmaligem Wenden dünsten, bis die Paprika leicht weich wird, aber noch Biss hat. Das Tomatenmark und 50 ml Wasser zugeben und mit Salz und Pfeffer abschmecken. Die Schnitzel wieder in die Pfanne geben und bei geringer Hitze und geschlossenem Deckel noch etwa 5 Minuten ziehen lassen.

★ TIPP ★

Immer grüne Paprika verwenden, da sie nur 2,9 g KH hat, die rote hingegen 6,9 g.
Falls Sie frischen Rosmarin haben, geben Sie beim Anbraten der Paprika einen Zweig mit in die Pfanne.

⬧ KOHLENHYDRATE 6,3 g

ALS BEILAGE Zucchini, Beilagensalat oder Blumenkohl-Couscous

GYROSPFANNE

ZUTATEN

500 g	Schweineschnitzel
100 g	Frühlingszwiebeln
1	Knoblauchzehe
5 EL	Olivenöl
2 TL	griechische Gewürzmischung
(oder ½ TL	*Paprikapulver,*
1 TL	*Thymian,*
1 TL	*Oregano)*
	Salz
	Pfeffer

★ Das Schnitzelfleisch der Länge nach in ca. 1 cm breite Streifen schneiden, dann in ca. 4–5 cm lange Stücke teilen. Die geschälte Knoblauchzehe in dünne Scheiben und die Frühlingszwiebel in schmale Ringe schneiden.

★ Das Olivenöl in einer großen Pfanne erhitzen, die Zwiebel und den Knoblauch ins Öl geben und kurz anschwitzen. Das Fleisch mit der Gewürzmischung würzen und scharf anbraten, dabei immer wieder wenden. Mit Salz und Pfeffer abschmecken.

🔥 KOHLENHYDRATE 1,9 g

ALS BEILAGE Zaziki, Zucchini, Beilagensalat, Mangold-Gemüse, gebratener Salat oder Rosenkohl

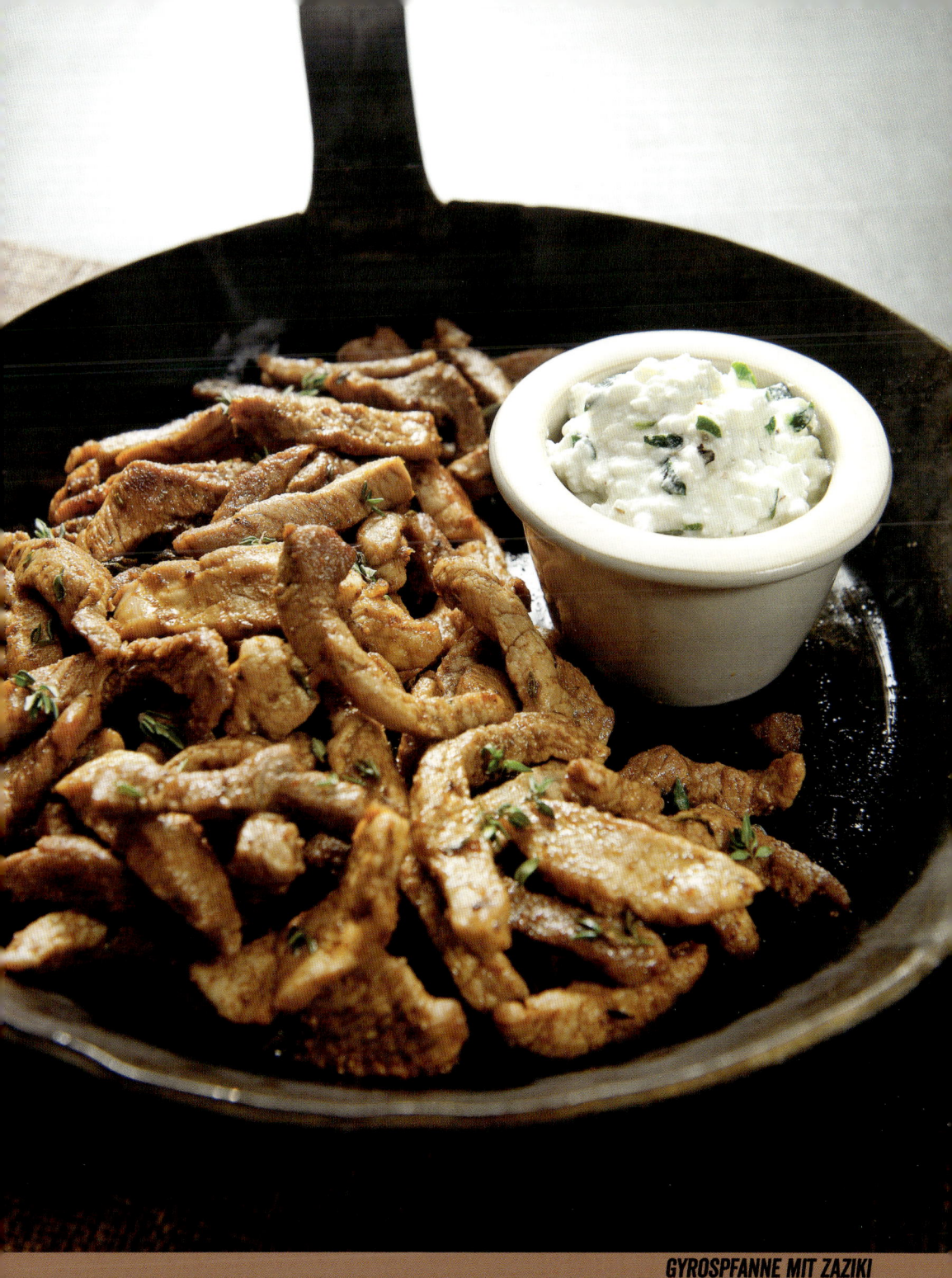

GYROSPFANNE MIT ZAZIKI

GRILLEN MIT PASSENDEN MARINADEN

Grillen, als archaische aber unglaublich leckere Möglichkeit, Fleisch oder Fisch zuzubereiten, passt mehr als gut zur Manndiät-Ernährung. Ich möchte Ihnen an dieser Stelle keine Rezepte bieten, sondern Tipps und Tricks zur Zubereitung von leckeren Marinaden. Welche Fleischsorten Sie dann in die Marinaden geben, bleibt Ihrer Fantasie überlassen.

Die Menge der benötigten Marinade hängt natürlich immer von der Fleischmenge ab, die mariniert werden soll. Hier der Vorschlag für ca. 1 kg Fleisch:

ZUTATEN

200 ml	Sonnenblumenöl
1 EL	Paprikapulver
¼ gestr. TL	Cayennepfeffer
1 TL	Salz

★ Geben Sie das Sonnenblumenöl, das Paprikapulver, den Cayennepfeffer und das Salz in eine verschließbare Schüssel und vermischen Sie die Gewürze und das Öl gut miteinander. Geben Sie nun das Fleisch in die Schüssel und mischen Sie alles mit den Händen gut durch. Verschließen Sie das Gefäß und lassen Sie das marinierte Fleisch über Nacht im Kühlschrank.

★ TIPP ★

Beim Grillen keinen Pfeffer aus der Mühle für Marinaden oder zum vorherigen Würzen des Fleisches verwenden. Er ist zu grob, verbrennt sofort und wird dann bitter.

✈ VARIATION ✈

Statt Paprika und Cayennepfeffer können Sie auch 2 EL Senf und einige Spritzer Süßstoff in die Marinade geben.

⬤ KOHLENHYDRATE 0,0 g

ASIATISCHE SCHWEINELENDCHEN VOM GRILL

ZUTATEN

500 g	Schweinefilet
1 Dose	Kokosmilch
3 EL	Fischsauce
2 EL	Sonnenblumenöl
2	rote Chilischoten, ca. 5 cm lang
20 g	Ingwer
1 gestr. TL	Kreuzkümmel
	Kaffir-Zitronenblätter *(gibt's in jedem Asia-Shop)*

★ Das Filetstück von Fett oder Sehnen befreien und in ca. 2½ cm breite Medaillons schneiden. In einer verschließbaren Schüssel die Kokosmilch, die Fischsauce, das Sonnenblumenöl und den Kreuzkümmel mischen. Die Chilis entkernen und in kleine Ringe schneiden, den Ingwer schälen und in dünne Scheiben schneiden. Zusammen mit den Lendenstückchen in die Kokosmilch geben und über Nacht im Kühlschrank ziehen lassen.

★ Zum Grillen nehmen Sie die Lendchen aus der Marinade und lassen sie etwas abtropfen. An einer nicht zu heißen Stelle des Grills, am besten am Rand, verteilen Sie einige der Kaffir-Zitronenblätter und legen die Lendchen darauf. Nach gut 3–4 Minuten wenden und noch einmal 3–4 Minuten garen lassen. Falls die Kaffir-Blätter zu schwarz werden, gegen neue tauschen.

★ Die Lende erhält durch die Marinade und das Garen auf den Blättern einen unglaublichen Geschmack. Freunde asiatischen Essens werden begeistert sein!

KOHLENHYDRATE 0,0 g

ALS BEILAGE Beilagensalat, Chinakohl asiatisch oder Pak Choi

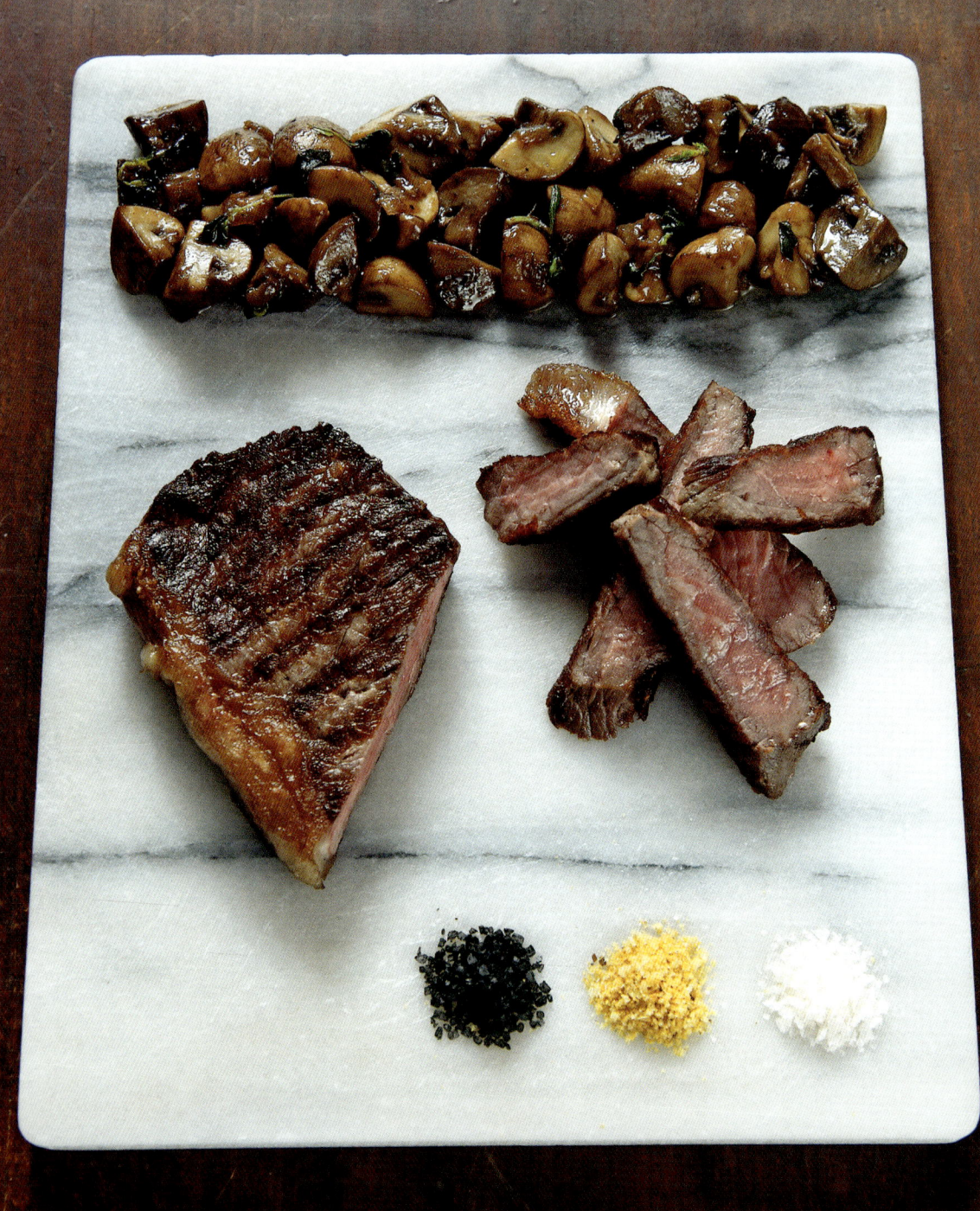

RUMPSTEAKSTREIFEN MIT CHAMPIGNONS

ZUTATEN

400 g	Rumpsteak
500 g	Champignons (weiß oder braun)
1 kleine	Zwiebel
½ TL	gekörnte Brühe
6 EL	Olivenöl
1 EL	Butter
1 TL	Majoran
	Steakpfeffer oder Steakgewürz
	Salz
	Pfeffer

★ Die Champignons nicht waschen. Sollte etwas Erde an den Pilzen sein, kann sie mit einem Tuch oder einer Bürste vorsichtig entfernt werden. Die Pilze vierteln und die Zwiebel fein würfeln. 4 EL Olivenöl in einer großen Pfanne erhitzen, die Zwiebelstückchen ins Öl geben und – wenn diese glasig geworden sind – die Champignons dazugeben und anbraten, bis sie schrumpfen. Immer wieder wenden. Falls die Pilze das Öl völlig aufgesaugt haben, noch etwas nachgießen. Mit Salz, Pfeffer und dem Majoran abschmecken. 50 ml Wasser und die gekörnte Brühe zu den Pilzen geben und die Flüssigkeit kurz einkochen lassen. Dann die Pilze in eine Schüssel geben.

★ Das Steak mit einem scharfen Messer von eventuellen Sehnen befreien, das Fett aber am Fleisch lassen. In der Pfanne 2 EL Olivenöl und 1 EL Butter erhitzen. Wenn die Butter schäumt, die Rumpsteakstreifen zügig nebeneinander in die Pfanne legen und von jeder Seite 3 Minuten scharf anbraten. Die Pfanne von der Kochstelle nehmen, die Steaks herausnehmen, in Alufolie wickeln und ca. 5 Minuten ziehen lassen. Die Steaks dann in mundgerechte Stücke schneiden. Achten Sie darauf, das Fleisch quer zur Faserrichtung zu schneiden, damit sich die gebratenen Stücke besser kauen lassen.

★ Die Pilze kurz zurück in die Pfanne, dann über die Steakstreifen geben und das Ganze mit Steakpfeffer oder Steakgewürz abschmecken.

⚑ VARIATION ⚑

Sie können die Steaks auch schon vor dem Braten aufschneiden und jeweils eine Menge von etwa 200 g auf einmal zubereiten. Braten Sie die Steakstreifen in einer heißen Pfanne mit Margarine, Butterschmalz oder Sonnenblumenöl von beiden Seiten jeweils ca. 2 Minuten scharf an, bis Saft auf der Oberfläche austritt. Jetzt die Pfanne von der Kochstelle nehmen, die Steaks herausnehmen, in Alufolie wickeln und ca. 5 Minuten ziehen lassen.

◉ KOHLENHYDRATE 2,2 g

ALS BEILAGE Blattspinat, Zucchini, Beilagensalat, Brokkoli oder Mangold-Gemüse

SAUERBRATEN

ZUTATEN

ca. 800 g	Rinderbraten
100 g	Knollensellerie
1 große	Zwiebel, ca. 100 g
5	Wacholderbeeren
2	Lorbeerblätter
1 EL + 1 gestr. TL	gekörnte Brühe
1 EL	Tomatenmark, ca. 15 g
	Essig
	flüssiger Süßstoff
	(hitzebeständig)
1 EL	Margarine
1 gestr. TL	Salz
5	Pfefferkörner
	Pfeffer

★ Im Handel gibt es schon fertige, in Essig-Lake eingelegte Sauerbraten, die in der Regel qualitativ sehr gut sind. Wenn Sie selbst einlegen, sollte das mindestens 3 Tage vor dem geplanten Essen geschehen. Legen Sie den Rinderbraten in eine nicht zu große verschließbare Schüssel und füllen diese zu einem Drittel mit Essig. Geben Sie dann so viel Wasser hinzu, dass das Fleisch vollständig bedeckt ist. Die Wacholderbeeren leicht zerdrücken und mit dem Salz, den Pfefferkörnern, den Lorbeerblättern und einigen Spritzern Süßstoff in den Sud geben. Die Schüssel verschließen und den Braten 3 Tage im Kühlschrank ziehen lassen.

★ Nehmen Sie das Fleisch aus dem Sud und trocknen Sie es mit Küchenpapier gut ab. Den Sud aufheben! Die geschälte Zwiebel und den geschälten Knollensellerie in grobe Würfel schneiden. Die Margarine in einem größeren Topf erhitzen und den Braten von allen Seiten kurz, aber scharf anbraten. Im ersten Moment wird er am Boden fest kleben, aber wenn sich die Poren geschlossen haben, lässt er sich leicht wenden. Die Zwiebel und den Sellerie zugeben und ebenfalls kurz anbraten.

★ Jetzt den übrigen Sud in den Topf geben. Füllen Sie so viel Wasser nach, dass der Braten knapp bedeckt ist. Falls im Sud des Fertigprodukts keine Wacholderbeeren oder Lorbeerblätter waren, geben Sie sie nun dazu und rühren 1 EL gekörnte Brühe ein. Den Braten bei geschlossenem Deckel auf mittlerer Flamme gut 90 Minuten köcheln lassen.

★ Parallel bereiten Sie die Sauerbratensauce zu: Nehmen Sie den Bratentopf von der Kochstelle, entnehmen Sie 500 ml des Suds, die Zwiebel und den Sellerie und geben Sie alles in eine Kasserolle. Achten Sie darauf, dass keine Wacholderbeeren und Lorbeerblätter in die Kasserolle gelangen! Wenn Ihnen der Sud zu sauer ist, ersetzen Sie eine Kelle des Suds durch Wasser, bis der Sud eine für Ihren Geschmack angenehme Säure besitzt. Falls er zu mild ist, fügen Sie 1–2 EL Essig hinzu.

★ Geben Sie 1 gestrichenen TL gekörnte Brühe, das Tomatenmark und etwas Pfeffer hinzu und bereiten Sie mit einem Pürierstab eine sämige Sauce zu. Schmecken Sie mit ein bis zwei Spritzern Süßstoff und eventuell etwas Salz ab, schneiden Sie den Braten quer zur Faser in ca. 1 cm dicke Scheiben und servieren Sie sie zusammen mit der Sauce.

🔥 **KOHLENHYDRATE** Braten **0,0 g**, Sauce **3,0 g** (100 ml)

ALS BEILAGE Rosenkohl, Zucchini, Beilagensalat, Blumenkohl, Mangold-Gemüse oder Blumenkohl-Couscous

ROASTBEEF

ZUTATEN

1 kg	Roastbeef
	Butterschmalz oder Margarine
	Butter
	Bacon (in Scheiben)

★ Erhitzen Sie das Butterschmalz in einer großen Pfanne und braten Sie das Roastbeef von allen Seiten kross an. Im ersten Moment wird es am Boden festkleben, bis sich die Poren geschlossen haben, danach lässt es sich leicht wenden.

★ Heizen Sie Ihren Ofen auf 80–85 °C vor (Ober-/Unterhitze) und geben Sie das Roastbeef nach dem Anbraten in einem Bräter in den Backofen. Stecken Sie das Bratenthermometer so in den Braten, dass die Spitze im Zentrum des Bratens sitzt und Sie die Temperatur durch die Backofenscheibe ablesen können.

★ Lassen Sie den Braten für 2½ Stunden im Backofen garen, kontrollieren Sie jedoch nach 2 Stunden immer wieder die Kerntemperatur auf dem Bratenthermometer und geben Sie einige Butterflocken auf das Roastbeef. Die Butter schmilzt über dem Fleisch und gibt eine leckere Kruste.

★ Bei ca. 56 °C Kerntemperatur ist das Roastbeef „englisch" bis „medium" gar.

★ Bei ca. 60 °C Kerntemperatur ist das Roastbeef „medium" gar.

★ Sie können das Roastbeef nun heiß servieren oder auch abkühlen lassen, in dünne Scheiben schneiden und über die nächsten Tage verbrauchen. Sehr gut passt meine Remoulade aus dem Rezeptteil „Saucen/Dips" zum Roastbeef.

★ TIPP ★

Bei der Zubereitung von Roastbeef ist ein Bratenthermometer unerlässlich. Man verpasst sonst in der Regel den richtigen Zeitpunkt, um das Roastbeef schön „medium" zu garen. Ich schlage Ihnen hier eine Niedrig-Temperatur-Methode vor, bei der das Fleisch in der Regel butterzart wird.

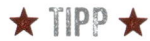 **KOHLENHYDRATE** 0,0 g

ALS BEILAGE Zucchini, Beilagensalat, Mangold-Gemüse, gebratener Salat, Radicchio, Pilzpfanne, Spargel, Rosenkohl oder Pak Choi

ZITRONEN-FLEISCH-EINTOPF MIT RUCOLA

ZUTATEN

500 g	Suppenfleisch (Rind)
125 g	Rucola
1 kleine	Zwiebel
1 EL	gekörnte Brühe
	Sonnenblumen- oder Rapsöl
2 ML	Bindobin
3	getrocknete Zitronen (gibt es in persischen/arabischen Fachgeschäften) oder 2 frische Zitronen (Bio bzw. ungespritzt)
4	Wacholderbeeren
2	Lorbeerblätter
½ TL	Paprikapulver
	Majoran
	Salz
	Pfeffer

★ Etwas Öl in einem großen Topf erhitzen. Das Fleisch in den Topf geben und von allen Seiten scharf anbraten. Das Fleisch wird anfänglich am Topfboden haften. Einfach einen Moment warten, dann haben sich die Poren geschlossen und das Suppenfleisch lässt sich gut wenden. Die in Würfel geschnittene Zwiebel um das Fleisch herum in den Topf geben und kurz mit anschwitzen.

★ 1 Liter Wasser, die gekörnte Brühe, die Lorbeerblätter, die getrockneten Zitronen und die angedrückten Wacholderbeeren zugeben. Falls Sie keine getrockneten Zitronen bekommen haben, einfach den Saft einer Zitrone zugeben und eine weitere in Scheiben schneiden und in den Topf geben. Mit Salz, Pfeffer und Paprikapulver abschmecken.

★ Bei geschlossenem Deckel gut 1½ Stunden auf kleiner Flamme köcheln lassen, bis sich das Suppenfleisch leicht zerteilen lässt. Am besten geht das, wenn das Fleisch dazu mit einer Fleischgabel aus dem Topf genommen und mit einer weiteren, normalen Gabel in seine Fasern bzw. mundgerechte Stücke zerrupft wird.

★ Die Wacholderbeeren, Lorbeerblätter und Zitronenschalen mit einem Schaumlöffel aus dem Sud nehmen. Mit einem Schneebesen das Bindobin in den Sud einrühren. Das Fleisch zurück in den Topf geben und kurz aufkochen lassen.

★ Den sehr gut gewaschenen und gewässerten Rucola in ca. 5 cm lange Stücke scheiden. Den Topf von der Kochstelle nehmen und den Rucola unterheben. Etwa 5 Minuten ziehen lassen, dann heiß servieren.

🔥 KOHLENHYDRATE 3,9 g

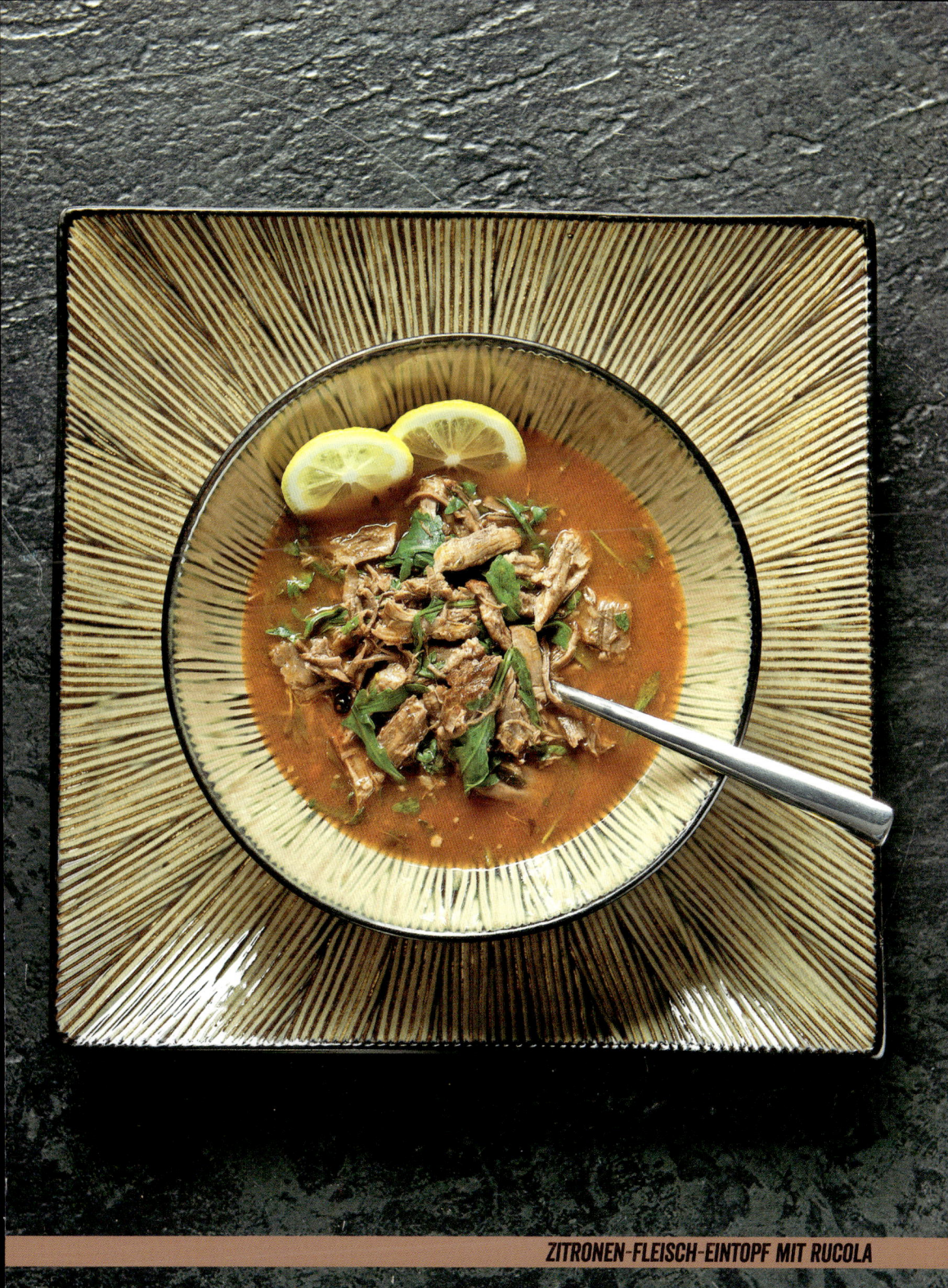

LAMMKEULE

ZUTATEN

1	Lammkeule, ca. 1 kg ohne Knochen
1 Bund	Suppengrün *(Lauch, Sellerie, Karotte, evtl. Blumenkohl)*
1 EL	Frischkäse, ca. 50 g
1	Tomate, ca. 100 g
1	Zwiebel, 50 g
2	Knoblauchzehen
1 EL	Senf
2 EL	Olivenöl
1 TL	Thymian
1 TL	Tomatenmark
2 Zweige	Rosmarin, frisch
1 TL	Kräuter der Provence oder italienische Kräutermischung
5 Spritzer	flüssiger Süßstoff *(hitzebeständig)*
1 gestr. TL	gekörnte Brühe
1 ML	Bindobin
1 gestr. TL	Paprikapulver
½ TL	Salz
	Pfeffer

★ In einem Schälchen den Senf, das Olivenöl, den Thymian, die Kräuter, das Salz, das Paprikapulver, etwas Pfeffer und den Süßstoff gut vermengen. Die Lammkeule von allen Seiten dick mit der Marinade bestreichen. Rollen Sie gut 50 cm Bratschlauch ab. Mittig ist das Folienband zum Zuknoten des Schlauchs angebracht. Ziehen Sie es heraus, schneiden es in der Mitte durch und binden Sie das eine Ende des Schlauchs damit fest zu. Die marinierte Lammkeule jetzt vorsichtig in den Bratschlauch geben.

★ Waschen Sie das Suppengrün und schneiden Sie alles in grobe Würfel, ebenso die Zwiebel und die Tomate. Verteilen Sie das Gemüse zusammen mit dem geschälten Knoblauch und dem Rosmarin im Bratschlauch gleichmäßig rund um die Lammkeule und geben Sie vorsichtig 200 ml Wasser zu. Verknoten Sie nun das offene Ende des Bratenschlauchs. Der Schlauch sollte nun wie ein Bonbon aussehen, überschüssiges Material einfach abschneiden. Stechen Sie den Bratenschlauch oben mehrmals mit einer Nadel ein.

Wenn Sie einen Römertopf verwenden, die Keule mittig in den Topf legen, das Gemüse um sie herum verteilen und ebenfalls 200 ml Wasser zugeben.

★ Den Ofen auf 180 °C vorheizen (Umluft 160 °C) und den Braten pro 500 g Keule etwa 25 Minuten garen. Am leichtesten fällt die Kontrolle mithilfe eines Bratenthermometers. Stecken Sie dieses mittig durch die Folie so in die Keule, dass Sie es durch die Scheibe der Ofentür ablesen können. Die Spitze des Thermofühlers darf dabei nicht den Knochen berühren, weil dieser schneller die gewünschte Temperatur erreicht und das Fleisch dann noch nicht gar ist. Kontrollieren Sie in der Endphase des Garens immer wieder die Temperatur.

Leicht rosa, bei 63 °C, schmeckt mir Lamm am besten, wer es „durch" mag, für den sollte das Thermometer gut 70 °C anzeigen.

★ Nach der Garzeit nehmen Sie den Schlauch aus dem Ofen, schneiden ihn oben auf, entnehmen die Lammkeule und füllen die Flüssigkeit mit dem Gemüse in einen nicht zu großen Topf, z. B. eine Kasserolle. Lauch, Knoblauch und Karotte aus dem Sud entnehmen, da sonst zu viele KH in der Sauce bleiben würden. Sellerie, Tomate sowie die Zwiebel oder den Blumenkohl im Sud lassen und diesen mit dem Bindobin, dem Frischkäse, dem Tomatenmark, der gekörnten Brühe und 100 ml Wasser aufkochen. Sobald der Sellerie weich ist, die Sauce mit einem Mixstab pürieren.

★ Die Lammkeule quer zur Faser in Scheiben schneiden, in eine Schüssel geben und die heiße Sauce darüber gießen. So bleibt das Lammfleisch am Tisch länger warm.

★ TIPP ★

Falls Sie eine gefrorene Lammkeule verwenden, lassen Sie sie über Nacht im Kühlschrank auftauen.

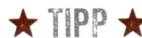 **KOHLENHYDRATE** Braten **0 g,** Sauce **2,5 g** (100 ml)

ALS BEILAGE Blattspinat, Zucchini, Beilagensalat, Brokkoli, Mangold-Gemüse, Blumenkohl, Sellerie-Mousse, Rosenkohl oder Blumenkohl-Couscous

ANDALUSISCHE PFANNE

ZUTATEN

400 g	Kalbsschnitzel (alternativ Pute oder Schwein)
100 g	Artischockenherzen
50 g	entsteinte Oliven
20 g	Kapern
125 ml	Alpro Soja Kochsahne
1 TL	gekörnte Brühe
	Zitronensaft
	Olivenöl
1 ML	Bindobin
1 EL	Senf
1 TL	Mediterrane Kräutermischung (z. B. Kräuter der Provence, italienische Kräuter etc.)
	Salz und Pfeffer

★ Das Kalbsschnitzel in mundgerechte Stücke schneiden. Die Artischockenherzen vierteln (falls sie noch im Ganzen sind), die Oliven halbieren.

★ In einer großen Pfanne etwas Olivenöl erhitzen und das Fleisch kurz anbraten. Schon jetzt ½ gestrichenen TL Salz, etwas Pfeffer und die mediterrane Kräuter-mischung hinzugeben.

★ Die Artischockenviertel, die Oliven und Kapern, den Senf und einen guten Spritzer Zitronensaft in die Pfanne geben, das Ganze gut mischen und 2–3 Minuten schmoren lassen. Dann die Kochsahne, die gekörnte Brühe und das Bindobin hinzugeben, ver-rühren und bei leichter Hitze köcheln, bis die Sauce eindickt. Wenn nötig, noch ein zweites Löffelchen Bindobin unterrühren. Mit Salz und Pfeffer abschmecken.

★ TIPP ★

Artischockenherzen gibt es günstig, mit wenig KH und lecker im Antipasti-Regal bei Penny.

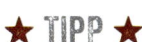 **KOHLENHYDRATE** 2,4 g

ALS BEILAGE Beilagensalat

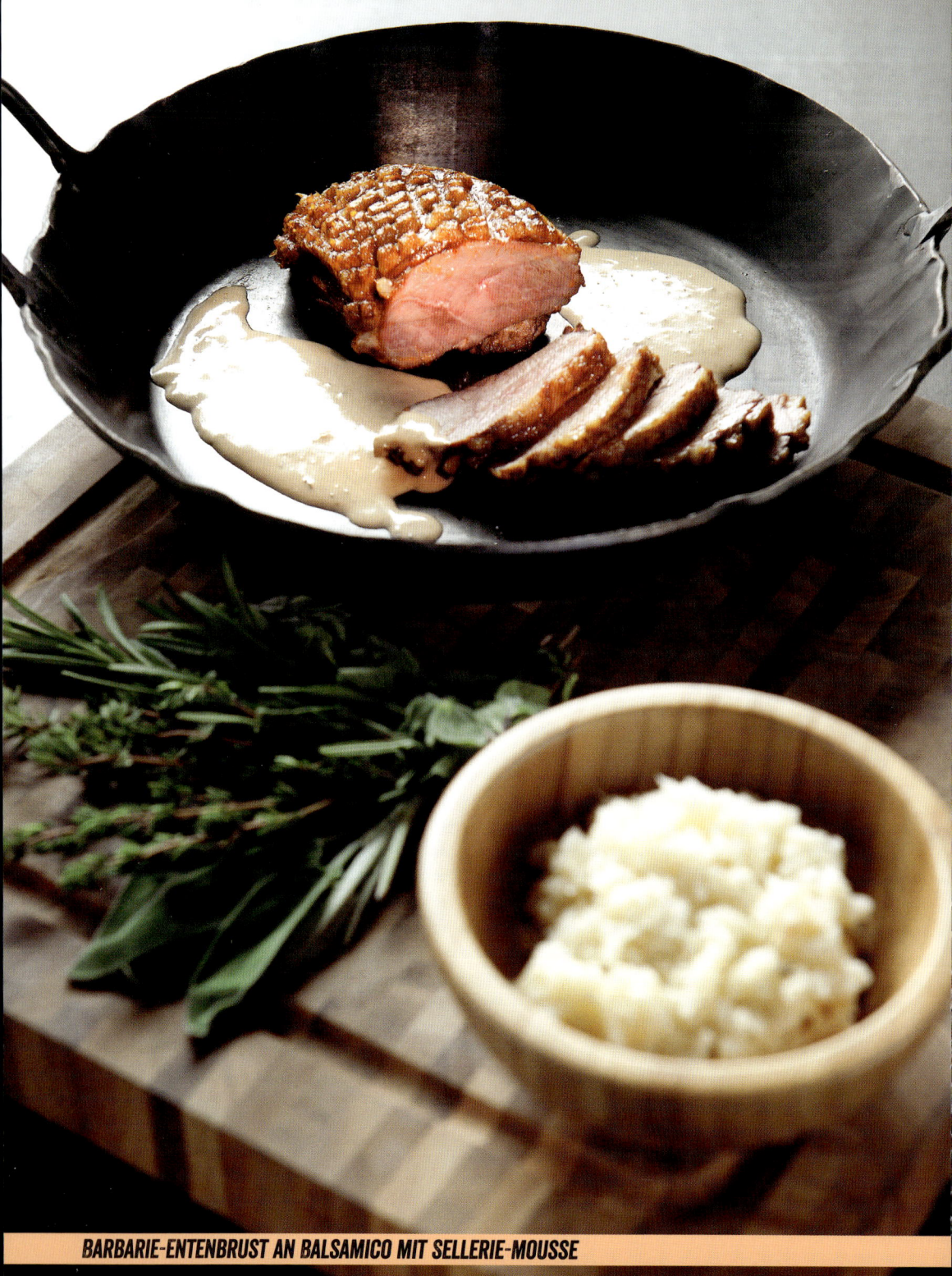

BARBARIE-ENTENBRUST AN BALSAMICO MIT SELLERIE-MOUSSE

BARBARIE-ENTENBRUST AN BALSAMICO

ZUTATEN

2	Barbarie-Entenbrüste *(achten Sie auf gleiche Größe)*
3 EL	Balsamico-Essig
125 ml	Alpro Soya Cuisine (Kochsahne)
1 EL	Olivenöl
1 EL	Margarine Butter
1 ML	Bindobin
1 gestr. TL	gekörnte Brühe
1 TL	italienische Kräutermischung oder Kräuter der Provence
½ gestr. TL	Paprikapulver Zimt Salz Pfeffer

★ Die Haut der Entenbrust in ca. 1 cm Abstand rautenförmig einschneiden, anschließend beide Entenbrüste von allen Seiten leicht mit Salz und Paprikapulver einreiben. Die Margarine und das Olivenöl in einer nicht zu großen Pfanne erhitzen und die Entenbrüste kurz von beiden Seiten (ca. je 2 Minuten) goldbraun anbraten.

★ Heizen Sie den Backofen auf 140 °C Ober-/Unterhitze (Umluft 120 °C) vor. Drehen Sie die Entenbrüste mit der Hautseite nach oben, geben Sie 150 ml Wasser und den Balsamico-Essig mit in die Pfanne und lassen Sie die Ente für 10 Minuten im Backofen garen.

★ Das Fleisch aus dem Ofen nehmen und kurz ruhen lassen. Währenddessen Alpro Soja, Bindobin, Kräuter, Paprikapulver, die gekörnte Brühe und etwas Salz und Pfeffer in den Bratensud geben und diesen kurz aufkochen. Die Sauce mit einem Hauch Zimt und eventuell etwas Balsamico abschmecken.

★ TIPP ★

Verwenden Sie eine Pfanne mit hitzebeständigem Stiel. Falls nicht zur Hand, geben Sie die angebratenen Stücke und den Bratensaft in eine Auflaufform.

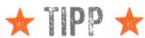 **KOHLENHYDRATE** 1,0 g

ALS BEILAGE Beilagensalat, Rosenkohl – am allerbesten passt hier aber Sellerie-Mousse.

HÜHNERFRIKASSEE

ZUTATEN

500 g	Hähnchenbrust
250 g	frische Champignons
1 Dose	Spargel
250 ml	Alpro Soya Cuisine (Kochsahne)
3–4 ML	Bindobin
2 TL	gekörnte Brühe
6 EL	Zitronensaft
1 Msp.	Muskat
	Worcestershiresauce (optional)
½ gestr. TL	Salz
	Pfeffer

★ In einem Topf ca. 500 ml Wasser mit dem Salz zum Kochen bringen. Die Hähnchenbrüste im Ganzen in den Topf geben und ca. 15 Minuten bei mittlerer Temperatur köcheln lassen. Das Fleisch aus dem Topf nehmen, etwas abkühlen lassen und in kleine, mundgerechte Stücke schneiden. Das Kochwasser in einem anderen Gefäß aufheben.

★ Die frischen Champignons trocken mit einer Bürste säubern – nicht waschen, dabei geht viel Geschmack verloren – und in Scheiben schneiden. Das Spargelwasser abgießen, aber aufheben und den Spargel in ca. 3 cm lange Stückchen schneiden.

★ Das übrige Kochwasser und etwa 100 ml des Spargelwassers mit der Kochsahne, dem Bindobin, der gekörnten Brühe, dem Zitronensaft, etwas Pfeffer, der Muskatnuss und den Pilzen aufkochen lassen. Das Fleisch und den Spargel hinzugeben und vorsichtig unterrühren. Das Frikassee ca. 5 Minuten leicht köcheln lassen und zum Abschluss mit einigen Spritzern Worcestershiresauce abschmecken.

🔥 **KOHLENHYDRATE** 6,0 g

ALS BEILAGE Blattspinat, Beilagensalat, Brokkoli oder Blumenkohl-Couscous

TITAS ROSENKOHL-CURRY

ZUTATEN

500 g	Hähnchenbrustfilet
500 g	Rosenkohl
1 Dose	Kokosmilch
2 EL	Thaicurry-Paste, grün
5 EL	Sesam- oder Sonnenblumenöl
1 Stück	Ingwer, ca. 5 cm lang

★ Von jedem einzelnen Rosenkohlköpfchen einige Millimeter des Strunks abschneiden und die äußeren, fleckigen Blättchen entfernen, meist sind das nur zwei. Sollten die Rosenkohlköpfe sehr unterschiedlich groß sein, die großen Köpfe halbieren. Falls Sie mit gefrorenem Rosenkohl kochen, bitte nur 400 g verwenden. Von diesem müssen Sie natürlich keine Blätter mehr entfernen.

★ Schneiden Sie die Hähnchenbrust in mundgerechte fingerbreite Stücke. Erhitzen Sie das Öl in einer Pfanne und geben Sie die Curry-Paste hinein, gut verrühren und kurz anbraten lassen. Jetzt die Kokosmilch in die Pfanne geben und die Curry-Paste gut unterrühren. In diesen Sud mit einem groben Hobel den geschälten Ingwer raspeln. Den

Rosenkohl zugeben und ca. 10 Minuten leicht köcheln lassen.

★ Geben Sie die Hähnchenbruststücke in die Pfanne geben und lassen Sie das Ganze weitere 10 Minuten leicht köcheln. Testen Sie, ob der Rosenkohl weich ist oder noch einen Moment köcheln sollte. Fertig ist ein ganz besonderes, würziges Gericht.

★ TIPP ★

Beim Kauf von Kokosmilch auf den KH-Gehalt achten. Es gibt sie schon mit nur ca. 1 g pro 100 g.

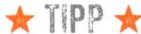 **KOHLENHYDRATE** 6,0 g

ASIATISCHE HÜHNCHENPFANNE

ZUTATEN

400 g	Hähnchenbrustfilet
20 g	Mu-Err-Pilze *(gibt es getrocknet in jedem Asia-Markt)*
250 g	frische Champignons
125 g	Bambussprossen
1	rote Chilischote, ca. 8 cm
1	Knoblauchzehe
4 EL	Sojasauce
1 EL	Fischsauce
4 EL	Erdnuss-, Wok- oder Sonnenblumenöl
1 gestr. TL	chinesische Gewürzmischung
	Salz
	Pfeffer

★ Eine gute Handvoll der Mu-Err-Pilze in eine Schüssel geben, mit kochendem Wasser übergießen und mindestens 1–2 Stunden quellen lassen. Nach dem Quellen in Streifen schneiden und eventuell den harten Strunk entfernen. Die Champignons in Scheiben und die Hähnchenbrust in mundgerechte Würfel oder Streifen schneiden. Die Chilischote entkernen und in feine Streifen schneiden, die geschälte Knoblauchzehe fein würfeln.

★ Das Öl in einen Wok (alternativ eine große Pfanne) geben und die Hähnchenbrust scharf anbraten. Chili, Knoblauch und die Gewürzmischung hinzugeben und das Ganze immer wieder wenden. Jetzt die Champignons, die Mu-Err-Pilze und die mit der Fischsauce gemischte Sojasauce in den Wok geben und weiterhin häufig wenden. Wenn die Champignons leicht weich sind, die gut abgetropften Bambussprossen hinzugeben. Nach Belieben mit Salz, Pfeffer, der Würzmischung und den beiden Saucen abschmecken.

⬱ VARIATION ⬱

Über die ganze Pfanne eine Dose reine Kokosmilch geben und das Ganze leicht einkochen.

★ TIPPS ★

Wenn keine frische Chilischote zur Hand ist, geht auch ein Löffel Sambal Oelek.
Nach dem Schneiden der Chilischote die Hände gründlich waschen. Jeder Kontakt mit den Augen kann sonst recht schmerzhaft werden.

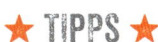 **KOHLENHYDRATE** 1,8 g

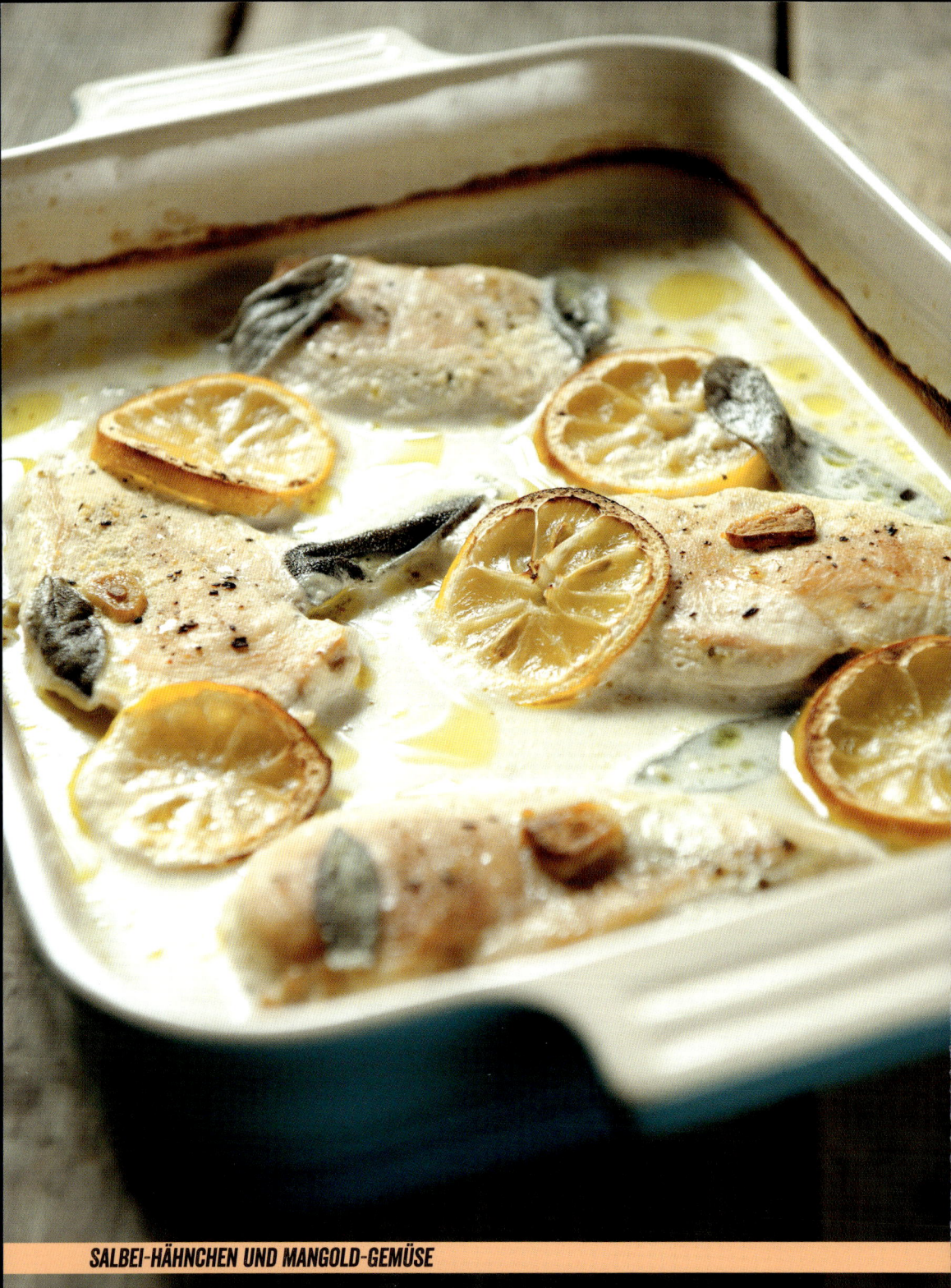

SALBEI-HÄHNCHEN UND MANGOLD-GEMÜSE

SALBEI-HÄHNCHENBRUST

ZUTATEN

500 g	Hähnchenbrustfilet (ca. 4 Stück)
3	Knoblauchzehen
6–8 Blätter	Salbei, frisch
2 TL	gekörnte Brühe
2	Zitronen (Bio bzw. ungespritzt)
1 EL	Frischkäse
2 ML	Bindobin
	Olivenöl

★ Die Hähnchenbrüste von Adern und Fett befreien und nebeneinander in eine flache, mit Olivenöl bestrichene Auflaufform legen. Die Form darf nicht zu groß sein, die zugefügte Flüssigkeit sollte das Fleisch bedecken. In einer kleinen Schüssel ca. ½ Liter lauwarmes Wasser und den Saft einer ganzen Zitrone mit der Brühe, dem Frischkäse, dem Bindobin, einer Prise Salz und etwas Pfeffer mischen. Die Brühe über das Fleisch geben, sodass es knapp mit Flüssigkeit bedeckt ist. ★ Den Knoblauch von der Haut befreien und in dünne Scheiben schneiden. Die zweite Zitrone in ca. ½ cm dicke Scheiben schneiden. Die Salbeiblätter und die Knoblauchscheiben gleichmäßig zwischen und die Zitronenscheiben auf den Hähnchenbrustfilets verteilen, dann die Form in den Backofen geben. Der Ofen muss nicht vorgeheizt werden. Nach ca. 40 Minuten bei 160 °C Umluft (180 °C Ober-/Unterhitze) ist das Salbeihühnchen fertig.

★ TIPP ★

Wenn kein frischer Salbei zur Hand ist, kann man auch die gleiche Anzahl getrockneter Blätter verwenden. Bei Pulver sollte es maximal 1 gestrichener TL sein.

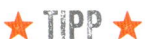 KOHLENHYDRATE 1,0 g

ALS BEILAGE Blattspinat, Zucchini, Beilagensalat, Mangold-Gemüse, Blumenkohl-Couscous oder Pak Choi

INDISCHES HÄHNCHEN

ZUTATEN

1	Hähnchen *(schon in Brust, Keule, Flügel geteilt – gibt es bei fast jedem Discounter im Kühlregal)*
5 EL	Sonnenblumenöl
125 ml	Alpro Soya Cuisine
oder 2 EL	Frischkäse (100 g)
1 TL	Zitronensaft
2 ML	Bindobin
1 TL	gekörnte Brühe
1 TL	Currypulver
	Salz
	Pfeffer

★ Das Sonnenblumenöl in einem großen Topf erhitzen und alle Hähnchenteile kurz von allen Seiten darin anbraten. Im ersten Moment wird die Haut am Topfboden festkleben, sie löst sich jedoch nach kurzer Zeit von selbst wieder.

★ 1 Liter Wasser, die Kochsahne, die gekörnte Brühe, das Currypulver, den Zitronensaft und das Bindobin zugeben und alles verrühren.

★ Bei geschlossenem Deckel und mittlerer Hitze 25 Minuten köcheln lassen. Das Hähnchen ist fertig, wenn sich das Fleisch leicht vom Knochen lösen lässt.

🔥 **KOHLENHYDRATE** 1,0 g

ALS BEILAGE Beilagensalat, Chinakohl asiatisch oder gebratener Salat

ROSMARIN-ZITRONEN-BRATHÄHNCHEN

ZUTATEN

1	frisches Brathähnchen, ca. 1,3–1,5 kg
1 Bund	frischer Rosmarin
2	Zitronen (mit unbehandelter Schale)
50 ml	Olivenöl
1 TL	Paprikapulver
1 gestr. TL	Salz
	Bratenschnur

★ Den möglicherweise vorhandenen Plastikbeutel mit Innereien und dem Hals aus der Bauchhöhle des Hähnchens nehmen, das Huhn innen und außen unter fließendem Wasser abwaschen und mit Küchenpapier trocken tupfen.

★ Waschen Sie beide Zitronen, pressen Sie eine halbe Zitrone aus und schneiden die zweite Hälfte in Scheiben. Die andere Zitrone mit einer Gabel rund herum mehrmals einstechen.

★ In einer kleinen Schüssel den ausgepressten Zitronensaft mit dem Olivenöl, dem Paprikapulver und dem Salz vermischen.

★ Legen Sie das Hähnchen mit der Öffnung vor sich auf den Rücken. Oberhalb der

Öffnung lässt sich die Haut etwas anheben. Nehmen Sie nun ein langes, nicht zu breites, scharfes Messer und lösen Sie die Haut ganz vorsichtig vom Fleisch, indem Sie das Messer zwischen Haut und Fleisch langsam hin und her bewegen. Bitte sehr vorsichtig, da die Haut nicht eingeschnitten werden soll. Zwischen Haut und Fleisch nun 2 Zweige Rosmarin stecken.

★ Das übrige Hähnchen rund herum gut mit der Zitronen-Olivenöl-Marinade einmassieren. Das geht mit den Händen am besten. Die Marinade nicht ganz aufbrauchen. Anschließend etwas Salz ins Innere streuen und 1 Zweig Rosmarin und die ganze Zitrone hineinstecken. Durch die Löcher in der Zitronenschale tritt während des Bratens ständig Zitronensaft aus und würzt das Hähnchen von Innen. Mit einer Bratenschnur die Beine des Hähnchens an den Enden zusammenknoten, sodass die Öffnung verschlossen ist.

★ Eine Auflaufform oder einen Bräter mit etwas Olivenöl einfetten, das Hähnchen mit dem Rücken nach oben hineinlegen und die Zitronenscheiben auf dem Hähnchen verteilen.

★ Das Hähnchen für 45 Minuten in den auf 190 °C Ober-/Unterhitze (Umluft 170 °C) vorgeheizten Ofen geben. Die Zitronenscheiben entfernen, das Hähnchen auf den Rücken drehen, den Bauch mit der restlichen Marinade bestreichen und für weitere 45 Minuten in den Ofen geben. Das Brathähnchen ist fertig, wenn es goldbraun ist. Den Knoten an den Beinen öffnen und das Hähnchen mit einer Geflügelschere in zwei Hälften schneiden – und sofort servieren.

★ TIPP ★

Wenn Sie ein tiefgefrorenes Brathähnchen verwenden, entfernen Sie die Plastikfolie und lassen es über Nacht im Kühlschrank auftauen. Das Tauwasser wegschütten.

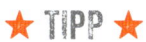 **KOHLENHYDRATE** 0,0 g

ALS BEILAGE Blattspinat, Zucchini, Beilagensalat, Mangold-Gemüse, Radicchio, Blumenkohl-Couscous oder Pak Choi

CHICKEN WINGS

ZUTATEN

1½ kg	Hähnchenflügel
½ Tasse	Sonnenblumenöl
2 TL	Geflügel-Gewürzmischung
1 gestr. TL	Salz

★ Füllen Sie eine Tasse zur Hälfte mit Sonnenblumenöl und fügen Sie das Salz und die Geflügel-Gewürzmischung hinzu. Die Marinade mit einer Gabel gut vermischen. Alternativ können Sie zum Würzen der Marinade auch andere Würzmischungen, z. B. eine Barbecue-Mischung, verwenden oder einfach Paprikapulver und etwas Cayennepfeffer untermischen.

★ Die Hähnchenflügel in eine große Schüssel geben und die Marinade darüber verteilen.

Mischen Sie nun – am besten mit den Händen – die Marinade mit den Flügeln, bis diese gut überzogen sind. Die Marinade nun gut 1–2 Stunden einziehen lassen.

★ Bestreichen Sie ein Backblech dünn mit Sonnenblumenöl und legen Sie die Flügel nebeneinander, mit der Unterseite nach oben auf das Blech. Bei ca. 200 °C (Ober-/Unterhitze, Umluft 180 °C) im vorgeheizten Ofen 20 Minuten auf mittlerer Schiene garen. Das Blech aus dem Ofen nehmen und alle Flügel wenden, sodass die Oberseite/Außenseite der Flügel nach oben liegt. Wieder in den Ofen geben und weitere 20–25 Minuten goldbraun garen.

★ TIPP ★

Keinen Pfeffer aus der Mühle für eigene Marinade-Kreationen verwenden, da dieser zu grob ist und im Ofen oder auf dem Grill verbrennt und bitter wird.

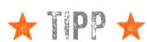 **KOHLENHYDRATE** 0,0 g

ALS BEILAGE Blattspinat, Beilagensalat, Zucchini oder Radicchio

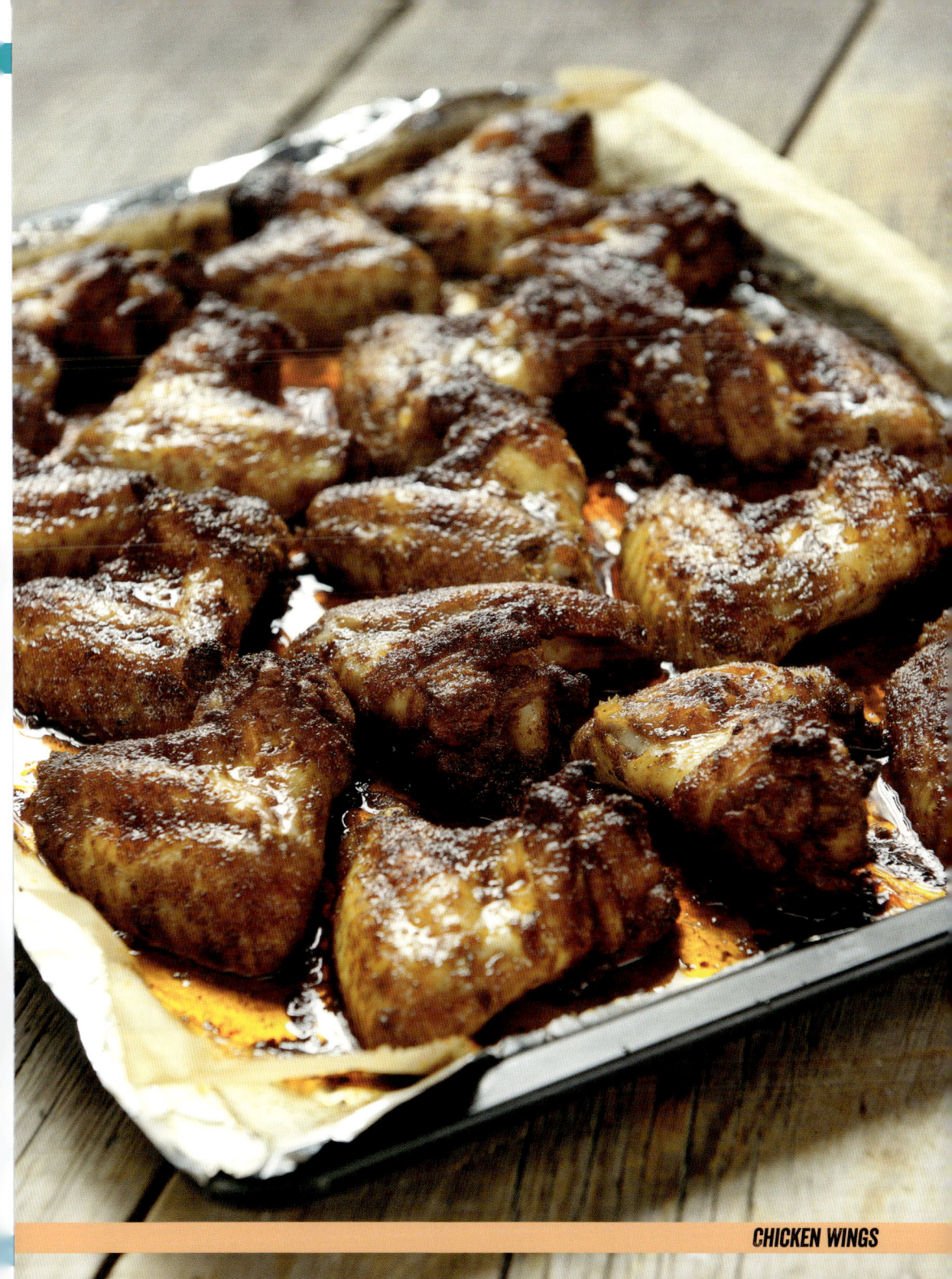

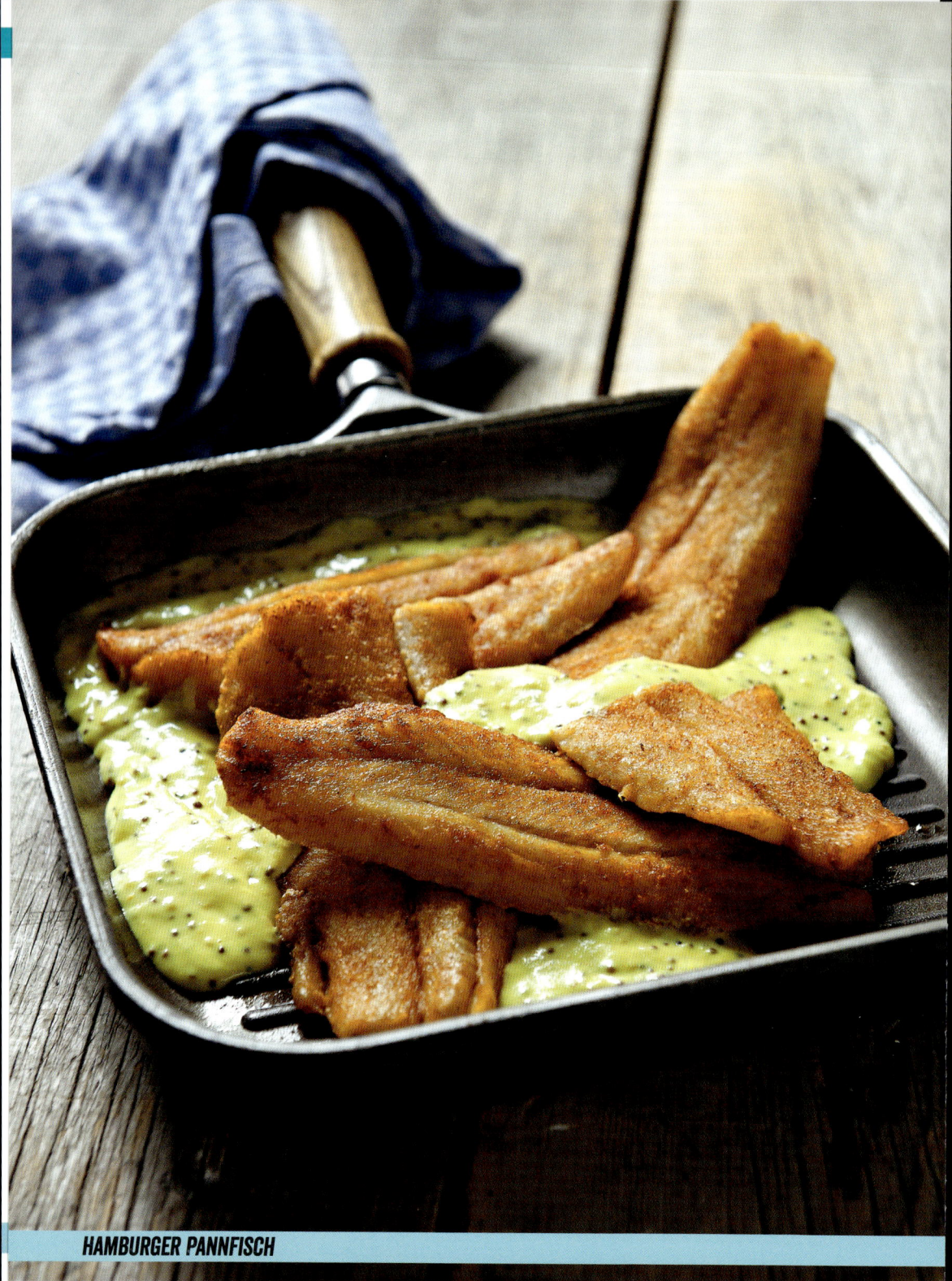

HAMBURGER PANNFISCH

ZUTATEN

500 g	Seelachs (oder anderen weißen Fisch)
1 EL	Frischkäse, ca. 50 g
125 ml	Alpro Soya Cuisine (Kochsahne)
1½ EL	Gluten
oder 2–3 ML	Bindobin
1 EL	Senf *(sehr gut passt hier grobkörniger Dijon-Senf)*
	Zitronensaft
2–3 EL	Butter
1 EL	Sonnenblumenöl
	Paprikapulver
	Salz
	Pfeffer

★ Den Fisch mit etwas Zitronensaft beträufeln, leicht mit Salz und Paprikapulver einreiben und die Gewürze einziehen lassen.

★ Wenn Gluten zur Hand ist, beginnen Sie mit einer „Mehl"-Schwitze: 2 EL Butter in einem nicht zu großen Topf bei mittlerer Hitze zerlassen. Wenn sie leicht zu schäumen beginnt, das Gluten in den Topf geben und mit dem Schneebesen vermischen. Langsam und unter ständigem Rühren 150 ml Wasser und ½ Päckchen Alpro Soya Kochsahne hinzugeben, bis die Sauce leicht dick wird.

★ Wenn kein Gluten zu Hand ist, 150 ml Wasser, ½ Päckchen Alpro Soya, 1 EL Butter und das Bindobin in den Topf geben und bei mäßiger Hitze aufkochen, bis die Sauce leicht dick wird.

★ Den Senf und den Frischkäse hinzugeben, gut unterrühren und mit Salz und Pfeffer abschmecken. Je nach gewünschter Intensität des Senfgeschmacks kann auch mit mehr Senf abgeschmeckt werden.

★ 1 EL Butter und das Sonnenblumenöl in einer größeren Pfanne bei mittlerer Hitze erwärmen. Sobald die Butter zu schäumen beginnt, den Fisch dazugeben. Auf jeder Seite ca. 3–4 Minuten anbraten. Vorsicht beim Wenden: Seelachs zerfällt leicht. Wenn der Fisch leicht bräunlich wird und gar ist, die vorbereitete Senfsauce zurück zum Fisch in die Pfanne geben und kurz erwärmen.

🔥 KOHLENHYDRATE 2,2 g

ALS BEILAGE Blattspinat, Zucchini, Beilagensalat, Brokkoli, Blumenkohl, Mangold-Gemüse oder Pak Choi

THUNFISCHFRIKADELLEN

ZUTATEN

2 Dosen	Thunfisch (in Lake), Abtropfgewicht jeweils 150 g
2	Eier
1½ EL	Frischkäse, ca. 75 g
1 TL	Tomatenmark, 5 g
1 EL	Margarine
1 EL	Kräuter der Provence oder italienische Kräutermischung
	Salz
	Pfeffer

★ Den Thunfisch abgießen, mit den Händen möglichst die gesamte Flüssigkeit aus dem Fisch pressen und diesen in eine Schüssel geben. Die Eier in die Schüssel schlagen, mit dem Frischkäse, dem Tomatenmark und den Kräutern mischen und mit Salz und Pfeffer abschmecken. Die Masse sehr gut durchkneten und 6 gleich große Frikadellen formen.

★ Die Margarine in einer Pfanne erhitzen. Die Frikadellen von beiden Seiten anbraten, bis sie kross werden. Die Frikadellen am besten auf einem Salatbett servieren.

⇌ VARIATION ⇌

Statt Tomatenmark und den Kräutern 1 Bund klein gehackten Koriander, 2 kleine Chilischoten, entkernt und klein geschnitten, und den Saft einer Limette in die Frikadellen einarbeiten und Sie erhalten eine köstliche thailändische Variante.

⬤ KOHLENHYDRATE 2,0 g, Variation: 5,0 g

ALS BEILAGE Beilagensalat, Chinakohl gebraten oder gebratener Salat

CALAMARI

ZUTATEN

500 g	Calamari, nicht zu große Tuben
	frischer Rosmarin
3 EL	Zitronensaft
2	Zitronen
	Olivenöl
	Salz
	Pfeffer

★ Die gefrorenen Calamari über Nacht im Kühlschrank langsam auftauen lassen. Wenn Tuben und Arme noch miteinander verbunden sind, trennen Sie sie an der dünnsten Stelle. In der Tube steckt meist noch der Schulp aus Kalk oder Knorpel (sieht aus wie ein durchsichtiger Plastikstreifen), der entfernt werden muss. Fühlen Sie, ob etwas Hartes in der Tube ist und ziehen Sie es einfach heraus. In der Mitte der Arme sitzt der Schnabel. Auch dieser ist mit den Händen zu erfühlen und lässt sich gut mit einer Küchenschere herausschneiden.

★ Die vorbereiteten Calamari gut waschen, sehr gut abtropfen lassen und mit einem Küchentuch trocken tupfen. In einer Schüssel mit dem Zitronensaft, einem guten Schuss Olivenöl und etwas Salz mischen und einige Minuten ruhen lassen.

★ Erhitzen Sie eine Pfanne ohne Öl. Das Öl, in dem die Calamari eingelegt wurden, reicht zum Braten aus. In jede der Calamari-Tuben 1 kleinen Zweig Rosmarin stecken und die Calamari nach und nach in die Pfanne legen, auch die Arme. Nicht die ganze Schüssel auf einmal, da dann zu viel Feuchtigkeit mit in die Pfanne käme und die Tuben nicht mehr bräunen.

★ Nach 2–3 Minuten die Calamari wenden und von der anderen Seite bräunen. Die Calamari sind nach gut 5–8 Minuten gar. Servieren Sie sie am besten auf einem Salatbett mit Zitronenspalten zum Beträufeln.

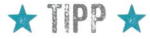 TIPP ★

Dies ist ein sehr schnell zubereitetes Gericht. Calamari gibt es gefroren oder oft auch frisch beim gut sortierten Fischhändler. Meist sind sie schon zum Kochen bzw. Braten vorbereitet.

◈ KOHLENHYDRATE 0,2 g

ALS BEILAGE Blattspinat, Zucchini, Beilagensalat, Radicchio oder Pak Choi

KING PRAWNS IN ALUFOLIE

ZUTATEN

400 g	King Prawns, geschält
50 g	Oliven, ohne Steine
1	grüne Paprika, ca. 150 g
5–7	Cherrytomaten, ca. 100 g
1 kleine	Zwiebel, ca. 50 g
2	Knoblauchzehen
2 EL	Zitronensaft
	Olivenöl
1 gestr. TL	Kräuter der Provence oder italienische Kräutermischung
	Salz
	Pfeffer

★ Die Prawns waschen und mit Küchenkrepp trocken tupfen. In einer Schüssel die in grobe Würfel geschnittene Paprika und Zwiebel, den geschälten und in Scheibchen geschnittenen Knoblauch, die Oliven, die Kräuter, etwas Salz und Pfeffer, den Zitronensaft sowie einen guten Schuss Olivenöl miteinander vermengen. Den Inhalt der Schüssel auf zwei ca. 40 cm lange Stücke Alufolie verteilen.

★ Die Alufolie links und rechts über den Inhalt legen, die Seiten hoch rollen und so die Päckchen gut verschließen. Die Päckchen in den auf 160 °C Umluft (Ober-/Unterhitze 180 °C) vorgeheizten Backofen geben und gut 25 Minuten garen lassen. Die beiden Portionen in der aufgeschnittenen Alufolie servieren.

★ TIPP ★

Falls Sie keine frischen King Prawns verwenden, lassen Sie die tiefgekühlten über Nacht im Kühlschrank langsam auftauen.

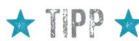 KOHLENHYDRATE 7,3 g

ALS BEILAGE Blattspinat, Zucchini, Beilagensalat, Chinakohl gebraten, gebratener Salat, Radicchio oder Pak Choi

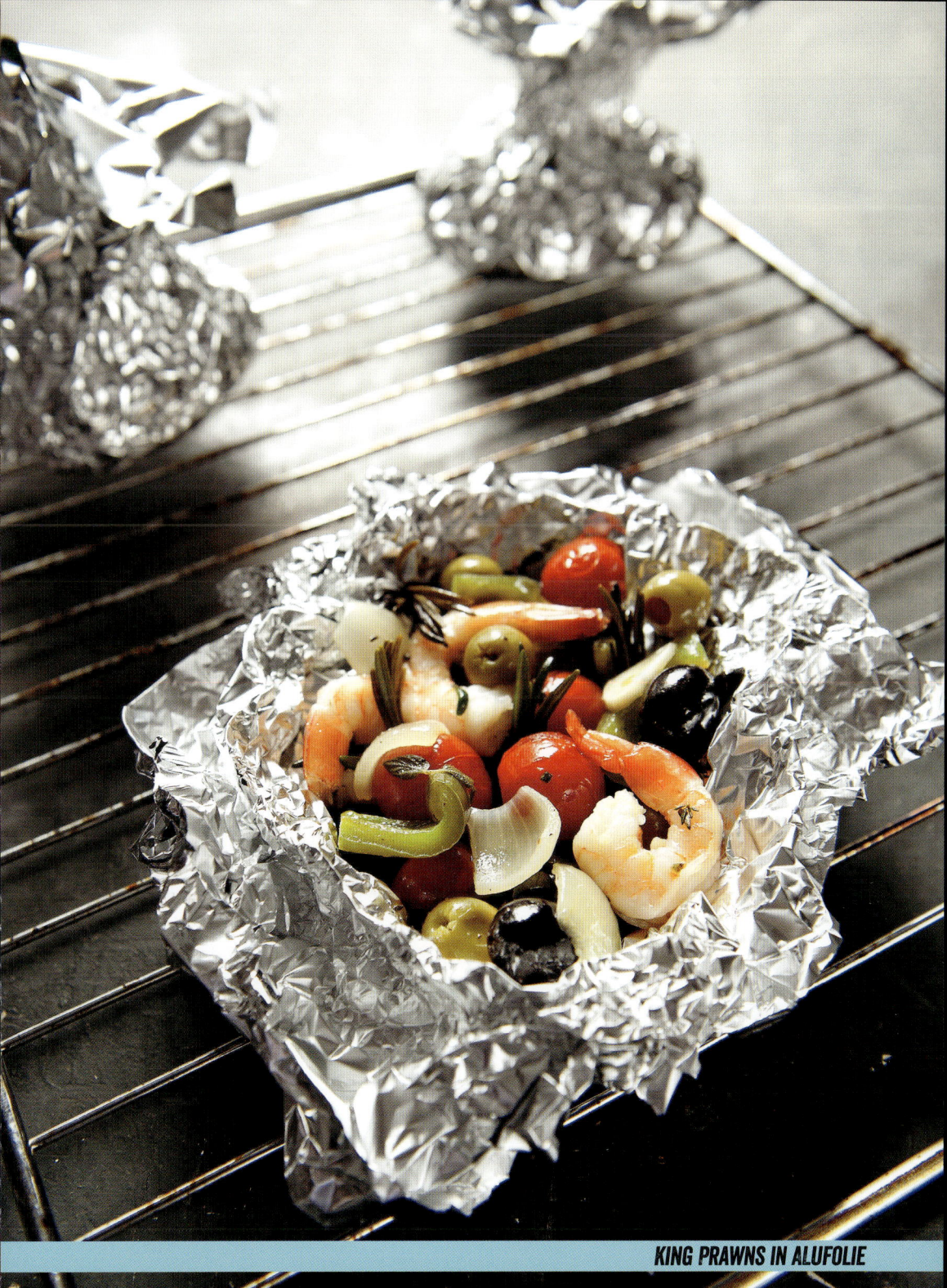

GEBRATENER SALAT

ZUTATEN

	1	Römersalat
oder	3	Römersalatherzen
		Ingwer
		Zitronensaft
	2 EL	Olivenöl
	1 EL	Butter
		Salz
		Pfeffer

★ Den Salat in nicht zu feine Streifen scheiden, waschen und gut abtropfen lassen oder in die Salatschleuder geben. Das Olivenöl und die Butter in einer Pfanne erwärmen. Wenn die Butter zerlaufen ist und zu schäumen beginnt, den Salat in die Pfanne geben. Salz, etwas Pfeffer und einen Spritzer Zitronensaft hinzugeben und alles vermengen. Mit einer feinen Reibe etwas Ingwer über den Salat geben, umrühren und sofort servieren.

★ TIPP ★

Die Bratzeit ist sehr kurz, je nach Strunkdicke etwa 2–4 Minuten. Kosten Sie zwischendurch und nehmen Sie die Pfanne von der Kochstelle, sobald der Salat einen schönen Biss hat. Wenn Sie keinen Ingwer mögen, schmeckt der gebratene Salat auch ohne.

Verwenden Sie zum Braten nur Römersalat oder Radicchio. Kopf-, Eisberg- oder Feldsalat fallen bei Hitze zusammen und werden weich und evtl. bitter.

🔥 KOHLENHYDRATE 2,3 g

CHINAKOHL ASIATISCH

ZUTATEN

500 g	Chinakohl
1½ TL	Sambal Oelek
3 EL	Sonnenblumen- oder Woköl
	Sojasauce
	Salz
	Pfeffer

★ Befreien Sie den Chinakohl unten vom Strunk, so lassen sich die Blätter leichter auseinanderpflücken und die äußeren Blätter entfernen. Lösen Sie nun nach und nach die Blätter ab und schneiden Sie sie zunächst in fingerbreite Streifen und dann quer in ca. 3–4 cm lange Stücke.

★ Erhitzen Sie das Öl in einem Wok oder einer großen Pfanne. Geben Sie den Chinakohl hinein und braten Sie ihn bei mehrmaligem Wenden scharf an. Würzen Sie mit dem Sambal Oelek und einem guten Schuss Sojasauce und schmecken Sie mit etwas Salz und Pfeffer ab. Je nach Geschmack den Chinakohl knackig bis weich braten.

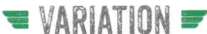

VARIATION

Statt Sambal Oelek und Sojasauce können Sie auch mit 1 TL Paprikapulver würzen.

🔥 **KOHLENHYDRATE** **1,8 g** bei 200 g Verzehrmenge, Variation: **1,7 g**

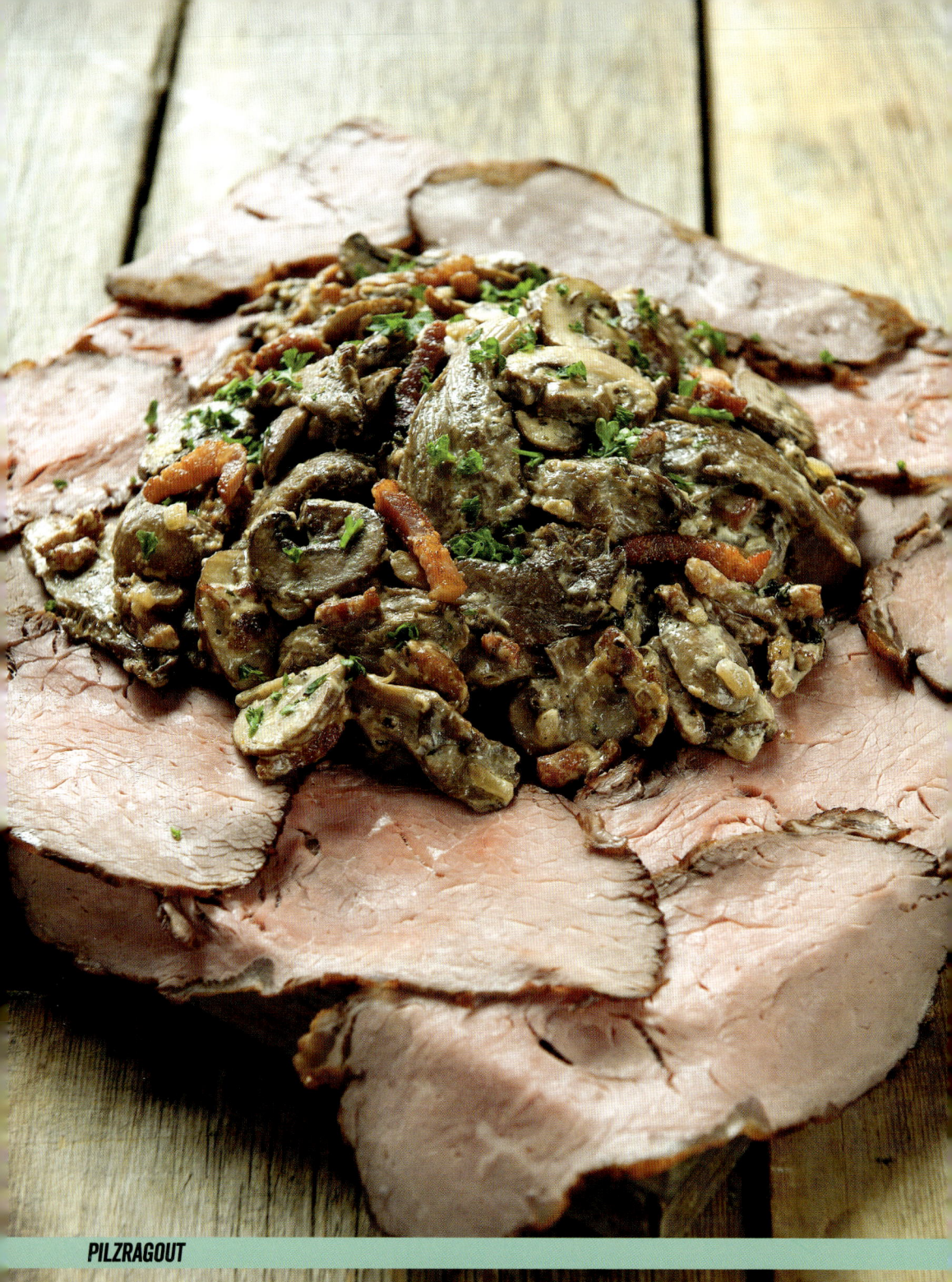

PILZRAGOUT

PILZRAGOUT

ZUTATEN

250 g	frische Champignons
250 g	frische Austernpilze
150 g	geräucherter Bauchspeck oder Bacon-Würfel
1 kleine	Zwiebel, ca. 50 g
1 EL	Frischkäse, ca. 50 g
1 EL	Butter
1 Bund	Petersilie, ca. 25g
1 TL	Majoran
½ gestr. TL	Cayennepfeffer
	Salz
	Pfeffer

★ Beide Pilzsorten nicht waschen, damit sie nicht an Geschmack verlieren. Falls Erde an den Pilzen sein sollte, diese nur leicht abbürsten. Die Champignons in nicht zu dünne Scheiben und die Austernpilze in Streifen schneiden.

★ Die Butter bei mittlerer Hitze in einer Pfanne zergehen lassen. Die in Würfelchen geschnittene Zwiebel sowie den Bauchspeck in die Pfanne geben und anbraten, bis die Zwiebel glasig und die Bauchspeckwürfel leicht kross werden. Die Pilze in die Pfanne geben und gut mit der Zwiebel-Speck-Mischung vermengen.

★ Die Petersilie von den dicken Stielen befreien, hacken und zusammen mit dem Majoran, dem Cayennepfeffer und dem Frischkäse unterrühren. Mit etwas Salz und Pfeffer abschmecken und sofort servieren.

★ TIPP ★

Wenn geräucherter Speck ausgelassen wird, wird dieser recht salzig. Seien Sie deshalb beim Nachsalzen vorsichtig.

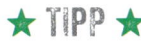 VARIANTE

Als schnelle Variante können auch eingekochte Mischpilze im Glas verwendet werden. Bei den meisten Produkten liegt der KH-Gehalt unter 0,5 g pro 100 g.

⚫ KOHLENHYDRATE 3,2 g

ZUCCHINI

ZUTATEN

400 g	Zucchini
6 EL	Olivenöl
1 TL	italienische Kräutermischung oder Kräuter der Provence
	Salz
	Pfeffer

★ Schneiden Sie die Enden der Zucchini ab und halbieren Sie sie in Längsrichtung.

Die Hälften jeweils in 1–1½ cm breite Stücke schneiden. Erhitzen Sie das Olivenöl in einer Pfanne und geben Sie die Zucchinistücke und Kräutermischung hinein. Mit etwas Salz und Pfeffer anbraten, bis der gewünschte Biss erreicht ist. Leicht knackig schmeckt die gebratene Zucchini am besten.

★ Bitte pro Mahlzeit nicht mehr als 200 g zu sich nehmen.

🔥 **KOHLENHYDRATE** 4,0 g bei 200 g Verzehrmenge

RADICCHIO

ZUTATEN

500 g	Radicchio
1 EL	Butter
	Zitronensaft
	Salz
	Pfeffer

★ Den Radicchio von den äußeren Blättern befreien, halbieren und in Streifen von ca. ½ cm Breite schneiden. Die Butter in einer Pfanne erhitzen. Sobald sie zu schäumen beginnt, den Radicchio in die Pfanne geben und kurz anbraten. Salz, Pfeffer und einen Spritzer Zitronensaft dazu geben – fertig ist eine ganz leicht bitter-saure Beilage.

≡ VARIATION ≡

Reiben Sie ca. 100 g Gouda oder Emmentaler über den Radicchio in die Pfanne, geben Sie den Deckel auf die Pfanne und schmelzen Sie den Käse kurz an.

🔥 **KOHLENHYDRATE** 3,6 g

SELLERIE-MOUSSE

ZUTATEN

700 g	Knollensellerie
20 g	Butter
1 EL	gekörnte Brühe
1 Msp.	Muskatnuss
1½ TL	Salz
	Pfeffer

★ Die Sellerieknolle schälen und in kleine Würfel schneiden. In einem Topf in 2 Litern Wasser die gekörnte Brühe und 1 TL Salz auflösen, erhitzen und die Selleriestücke ca. 25 Minuten sehr weich kochen. Das Kochwasser abgießen, ein Stückchen Butter, ½ TL Salz und etwas Muskat in den Topf geben und alles mit einem Kartoffelstampfer oder einem Bratenwender zu einer Mousse stampfen.

🔥 **KOHLENHYDRATE 3,2 g** bei 200 g Verzehrmenge

MANGOLD-GEMÜSE

ZUTATEN

1 kg	Mangold
2 EL	Frischkäse, ca. 100 g
1 TL	gekörnte Brühe
	Butter
1 Msp.	Muskatnuss
	Salz
	Pfeffer

★ Die äußeren Ränder der grünen Mangoldblätter entfernen, da diese meist schon etwas angetrocknet sind, und die Blätter gut waschen. Den Mangold samt Grün in ca. 3 cm lange Stücke schneiden. Der harte Strunk in der Mitte ist oft holzig, diesen deshalb herausschneiden.

★ Wasser in einem großen Topf mit 1 TL Salz zum Kochen bringen und die Mangoldstücke in das kochende Wasser geben. Ca. 15–20 Minuten kochen lassen, bis der Mangold weich wird, aber noch Biss hat. Den Mangold durch ein Sieb abgießen und abtropfen lassen.

★ Den Topf wieder auf die Kochplatte geben und ca. 1 EL Butter schmelzen. Den Mangold wieder in den Topf zurückgeben, 100 ml Wasser, die Brühe und den Frischkäse unterrühren. Mit Salz, Pfeffer und Muskatnuss abschmecken. Sobald sich der Frischkäse aufgelöst hat, ist das Mangold-Gemüse fertig.

🔥 **KOHLENHYDRATE 5,0 g** bei 200 g Verzehrmenge

BLUMENKOHL-COUSCOUS

Blumenkohl auf diese Weise zuzubereiten, wird Sie geschmacklich völlig überraschen und begeistern. Bitte pro Mahlzeit nicht mehr als ca. 200 g zu sich nehmen.

ZUTATEN

1	frischer Blumenkohl
30 g	Butter
50 g	Mandelstifte
oder 1 EL	Mandelmehl
etwas	Zitronensaft
1 gestr. TL	Salz
	Pfeffer

★ Den Blumenkohl von den grünen Blättern befreien und mit einem kleinen Küchenmesser in nicht zu kleine Röschen teilen. Die Röschen vom Kopf her bis zum Strunk durch eine grobe Reibe zu einer griesartigen Masse in eine Schüssel reiben.

★ Die Butter in einer großen Pfanne erhitzen. Sobald sie leicht zu schäumen beginnt, die Mandelstifte hineingeben und leicht anrösten. Nun den geriebenen Blumenkohl hinzugeben und leicht bräunen. Dabei immer wieder wenden und mit einigen Spritzern Zitronensaft, dem Salz und etwas Pfeffer abschmecken.

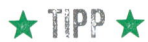 ★ TIPP ★

Falls der Kohl die Butter komplett aufsaugt und in der Pfanne anbackt, etwas mehr Butter zugeben.

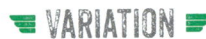 VARIATION

Der Blumenkohl-Couscous schmeckt auch ohne Mandeln sehr lecker. Er hat dann nur ca. 3,2 g KH bei 200 g Verzehrmenge

🔥 **KOHLENHYDRATE** 5,5 g

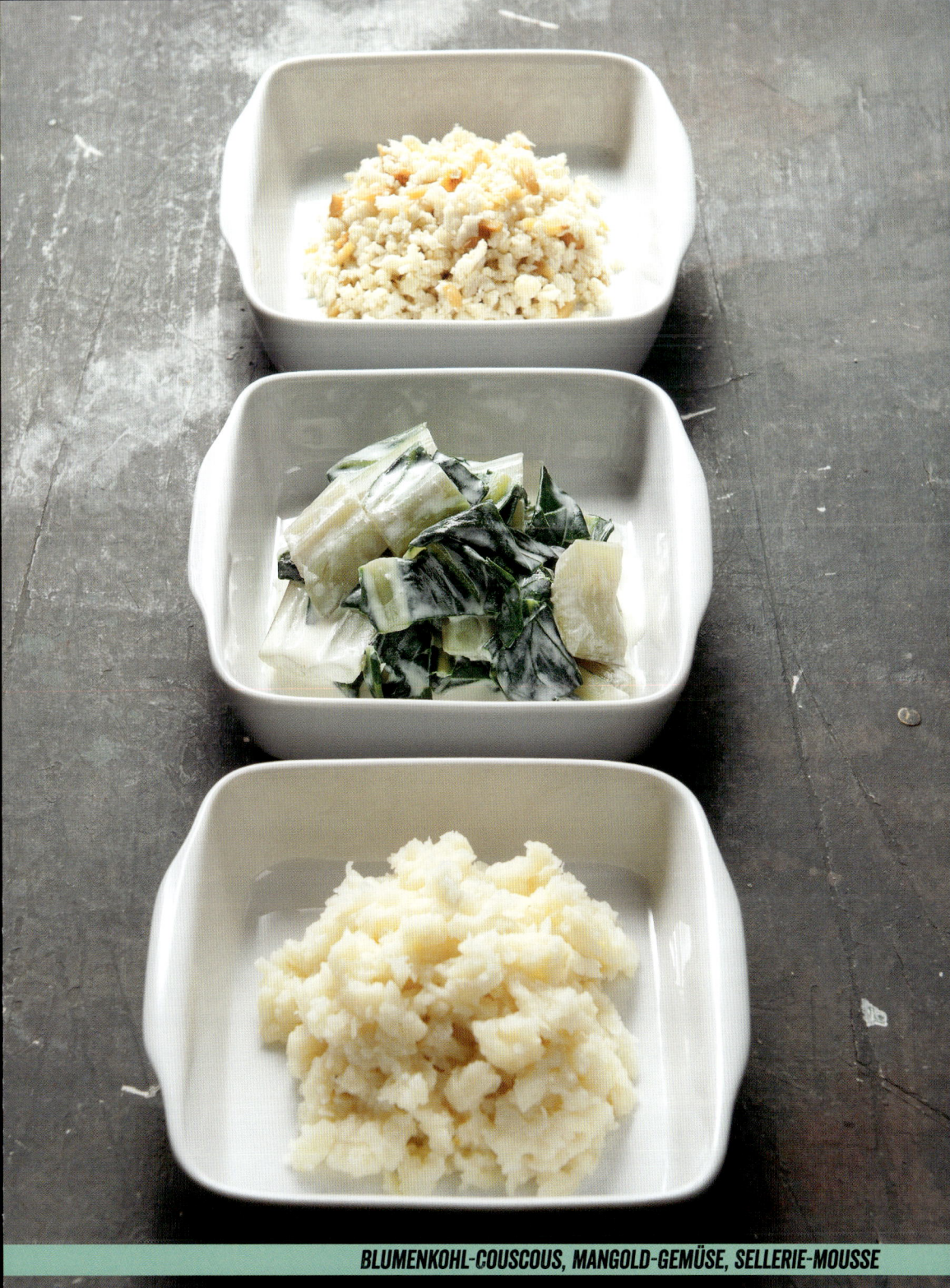

BLUMENKOHL-COUSCOUS, MANGOLD-GEMÜSE, SELLERIE-MOUSSE

BROKKOLI-VARIATIONEN

ZUTATEN

500 g	frischer Brokkoli
2 TL	Salz

★ Schneiden Sie den dicken Strunk kurz unter den Brokkoli-Röschen ab und in etwa 1 cm dicke Scheiben. Unterteilen Sie den „Kopf" mit einem kleinen Küchenmesser in nicht zu kleine Röschen. Setzen Sie einen großen Topf Wasser auf und geben Sie das Salz ins kochende Wasser. Geben Sie nun zunächst die Strunkabschnitte ins Wasser, da sie etwas länger kochen müssen. Nach etwa 2 Minuten geben Sie die Röschen hinzu und lassen das Ganze kurz aufkochen. Dann bei mittlerer Hitze ca. 15 Minuten sieden lassen, das Wasser abgießen und heiß servieren.

★ Bitte pro Mahlzeit jedoch nicht mehr als 200 g als Beilage zu Fisch oder Fleisch.

🔥 **KOHLENHYDRATE** **3,8 g** bei 200 g Verzehrmenge

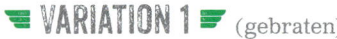 **VARIATION 1** (gebraten)

Braten Sie die gekochten Brokkoli-Röschen nach dem Abtropfen mit etwas Butter und einem Hauch Muskatnuss in einer Pfanne an und schmecken Sie mit Salz und Pfeffer ab.

🔥 **KOHLENHYDRATE** **3,8 g** bei 200 g Verzehrmenge

VARIATION 2 (in Sauce)

Heben Sie beim Abgießen des Brokkolis etwa 200 ml des Wassers auf und geben Sie es zurück in den Topf. Das Brokkoliwasser mit 2 EL Frischkäse, ½ TL gekörnter Brühe, etwas Pfeffer und einem Spritzer Zitronensaft kurz aufkochen, bis der Frischkäse völlig aufgelöst ist, dabei gut mit einem Schneebesen umrühren. Vorsichtig mit Salz abschmecken, denn es war ja bereits Salz im Kochwasser. Nun die Röschen vorsichtig unter die Sauce heben und als Beilage zu Fleisch- und Fischgerichten servieren.

🔥 **KOHLENHYDRATE** **5,2 g** bei 200 g Verzehrmenge

VARIATION 3 (Brokkolicremesuppe mit Krabben)

Der Brokkoli gibt beim Kochen seinen Geschmack sehr intensiv an das Wasser ab. Wenn Sie Brokkoli an einem Tag als Beilage zubereitet haben, können Sie am nächsten Tag aus dem Kochwasser eine leckere Suppe zaubern. Heben Sie dafür gut 150 g Brokkoli und etwa 750 ml des Wassers auf.

★ Den Fond mit 125 ml Alpro Soja Kochsahne, 1 EL Frischkäse (50 g), 1 EL gekörnter Brühe und den Brokkoli-Röschen kräftig aufkochen und gut verrühren. Wenn die Röschen nach ca. 8–10 Minuten sehr weich sind, in der Brühe mit einem Pürierstab fein zerkleinern. Die Suppe mit Salz und etwas Pfeffer abschmecken und von der Kochstelle nehmen. Nun noch 200 g vorgekochte Krabben hinzugeben und kurz in der heißen Suppe ziehen lassen.

🔥 **KOHLENHYDRATE** **3,2 g** bei 500 ml Verzehrmenge

SAUERKRAUT

ZUTATEN

500 g	Sauerkraut (1 Beutel)
1 kleine	Zwiebel, ca. 50 g
1 EL	gekörnte Brühe
	Sonnenblumenöl
2	Lorbeerblätter
4	Wacholderbeeren
	flüssiger Süßstoff
	Pfeffer

★ Etwas Sonnenblumenöl in einem mittel-
großen Topf erhitzen. Die Zwiebel in kleine
Würfel schneiden und bei mittlerer Hitze
im Öl glasig dünsten. Geben Sie nun das
Sauerkraut in den Topf. 300 ml Wasser, die
Wacholderbeeren, die Lorbeerblätter und die
Brühe hinzugeben und das Ganze mischen.
Bei geschlossenem Deckel auf kleiner Stufe
ca. 10–15 Minuten leicht köcheln lassen. Vor
dem Servieren noch mit etwas Pfeffer und
einigen Tropfen Süßstoff abschmecken.

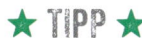 TIPP ★

Leckeres Sauerkraut mit nur ca. 0,6 g KH pro 100 g gibt es z. B. im Beutel bei Penny, Rewe oder
Toom („ja!"). Sauerkraut in Dosen ist meist leicht gezuckert und kann bis 2 g KH enthalten.
Die Wacholderbeeren mit einem Messerrücken leicht andrücken, dann geben sie besser ihren
Geschmack ab.
Viele Süßstoffe verlieren beim Kochen ihre Süße. Kaufen Sie also entweder solche, die
als „hitzebeständig" gekennzeichnet sind oder süßen Sie eine Speise erst, wenn sie nicht
mehr kocht.

🔥 KOHLENHYDRATE 1,8 g bei 200 g Verzehrmenge

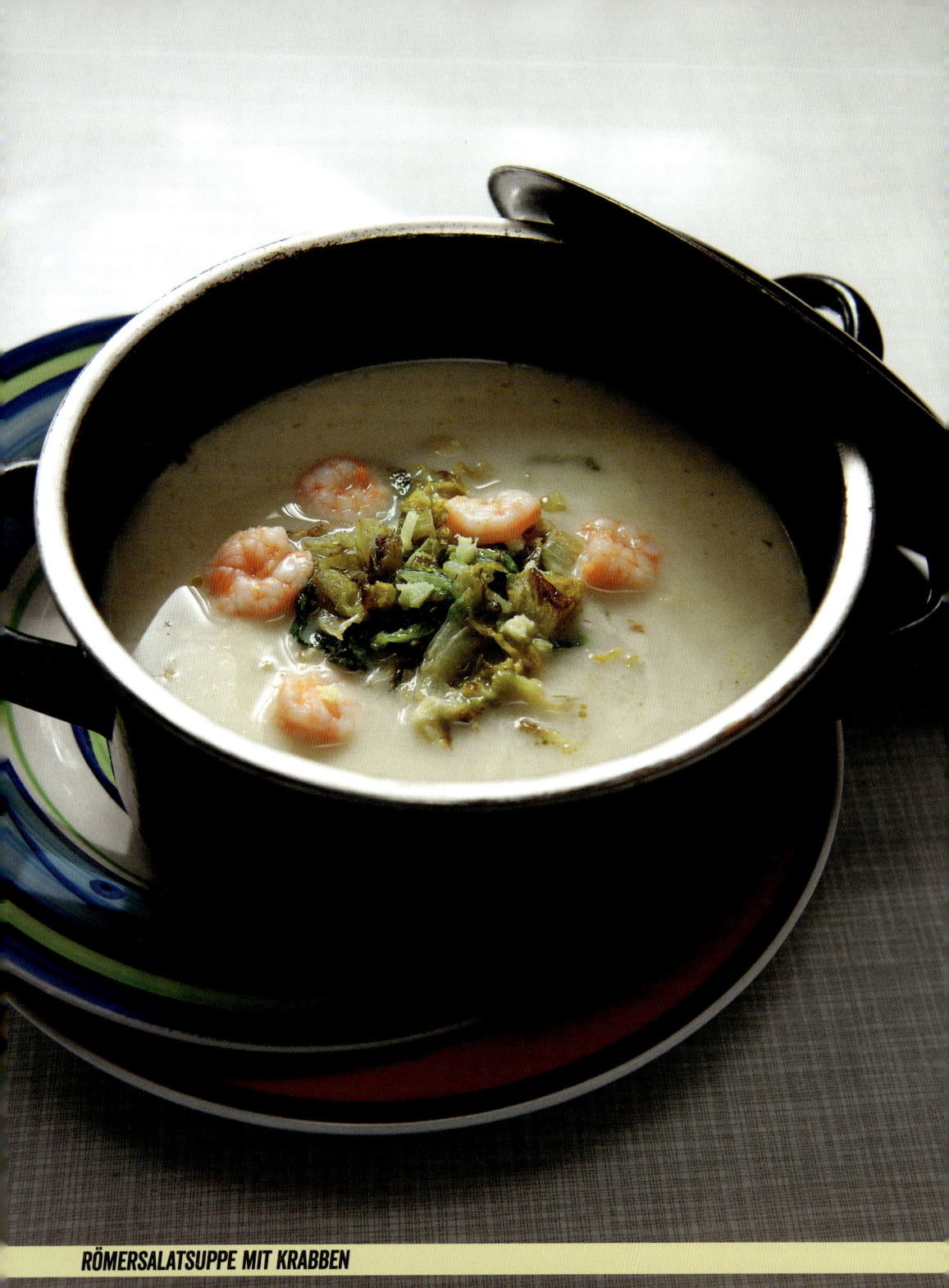

RÖMERSALATSUPPE MIT KRABBEN

RÖMERSALATSUPPE MIT KRABBEN

ZUTATEN

4	Römersalatherzen
250 g	Tiefseekrabben (tiefgefroren oder unter Schutzatmosphäre eingeschweißt)
	Ingwer
1 EL + 1 TL	Frischkäse
	Zitronensaft
1 EL	gekörnte Brühe
1 EL	Butter
1 EL	Olivenöl
½ TL	Salz
	Pfeffer

★ 750 ml Wasser in einen Topf geben und aufkochen. Die Fleischbrühe, 1 EL Frischkäse, das Salz und etwas Pfeffer einrühren. Zwei der Salatköpfe in schmale Streifen schneiden, waschen, ins kochende Wasser geben und gut 5 Minuten stark kochen lassen. Nun den Topfinhalt mit einem Mixstab fein pürieren. Die Suppe anschließend leicht köcheln lassen.

★ Die beiden übrigen Salatherzen ebenfalls in feine Streifen schneiden und gründlich waschen. In einer Pfanne das Olivenöl und die Butter erhitzen. Wenn die Butter zu schäumen beginnt, die Salatstreifen kurz darin anbraten, bis sie zusammenfallen. Mit einer Prise Salz, Pfeffer und etwas Zitronensaft abschmecken und nach Geschmack etwas frischen Ingwer darüber reiben.

★ Nun die Krabben in die Suppe geben, leicht umrühren und den Topf von der Kochstelle nehmen. Die Krabben müssen lediglich erwärmt werden. Die Suppe noch ca. 3–4 Minuten ziehen lassen.

★ Die Suppe mit den Krabben in einen tiefen Teller geben. In der Mitte mit ca. 2 EL des gebratenen Salats und 1 TL Frischkäse garnieren.

🔥 KOHLENHYDRATE 4,8 g

HACKFLEISCH-KÄSESUPPE

ZUTATEN

500 g	Rinderhackfleisch
130 g	Emmentaler oder Gouda
100 g	Frühlingszwiebeln
1 EL	Frischkäse, ca. 50 g
1	Knoblauchzehe
1 ML	Bindobin
2 TL	gekörnte Brühe
1½ EL	Margarine
1 EL	Majoran
½ gestr. TL	Cayennepfeffer
1 TL	Paprikapulver
	Salz
	Pfeffer

★ Den Käse mit einer großen Reibe in kleine Späne hobeln oder in sehr kleine Würfel schneiden. Die Knoblauchzehe in Würfelchen, die Frühlingszwiebel in Ringe schneiden.

★ Die Margarine in einer großen Pfanne erhitzen, die Frühlingszwiebel ins Fett geben und kurz anschwitzen. Das Hackfleisch und den Knoblauch dazu geben und das Fleisch unter Zugabe des Paprikapulvers, des Cayennepfeffers, des Majorans und etwas Pfeffer und Salz scharf anbraten, dabei immer wieder wenden und zerteilen.

★ In einem Topf mit 750 ml Wasser die gekörnte Brühe, das Bindobin und den Frischkäse mit einem Schneebesen ein-rühren. Den gehobelten Käse hinzufügen und zum Kochen bringen. Immer wieder umrühren. Sobald sich der Käse aufgelöst hat, den Inhalt der Pfanne in den Topf geben und ca. 15 Minuten köcheln lassen.

🔥 KOHLENHYDRATE 2,6 g

PORTUGIESISCHE GRÜNKOHLSUPPE

ZUTATEN

500 g	Grünkohl *(gefroren oder im Glas)*
100 g	Chorizo 1 kleine Zwiebel
1	Knoblauchzehe
2 ML	Bindobin
5 TL	gekörnte Brühe
6 EL	Olivenöl
1 TL	Paprikapulver
½ gestr. TL	Salz
	Pfeffer

★ In einem nicht zu kleinen Topf das Olivenöl erhitzen und die in kleine Würfel geschnittene Zwiebel und den gewürfelten Knoblauch hinzugeben. Die Chorizo in dünne Streifen schneiden. Sobald die Zwiebel glasig wird, die Chorizo-Streifen in den Topf geben und alles immer wieder durchrühren, bis die Zwiebel leicht bräunlich wird.

★ Mit 750 ml Wasser auffüllen und den Grünkohl zugeben. Falls Sie ein gefrorenes Produkt verwenden, brauchen Sie es vorher nicht aufzutauen. Das Paprikapulver, die gekörnte Brühe, das Bindobin und das Salz unterrühren. Die Suppe ca. 15 Minuten auf leichter Flamme köcheln lassen und mit etwas Pfeffer und eventuell Salz abschmecken.

★ TIPP ★

Chorizo gibt es im Handel als grobe und feine Variante. Kaufen Sie für diese Suppe besser die mit den größeren Fettstückchen, da der Geschmack dann besser in die Suppe übergeht.

Achten Sie beim Kauf von Grünkohl sehr auf den KH-Gehalt. Viele Produkte sind mit Haferflocken oder einem anderen KH-haltigen Bindemittel angereichert. Der KH-Gehalt sollte nicht über 1 g pro 100 g liegen. Gekocht reduziert er sich noch etwas.

Wenn der Verpackungsinhalt etwas weniger oder mehr als 500 g sein sollte, ist das bei diesem Rezept kein Problem.

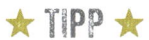 **KOHLENHYDRATE** 3,5 g

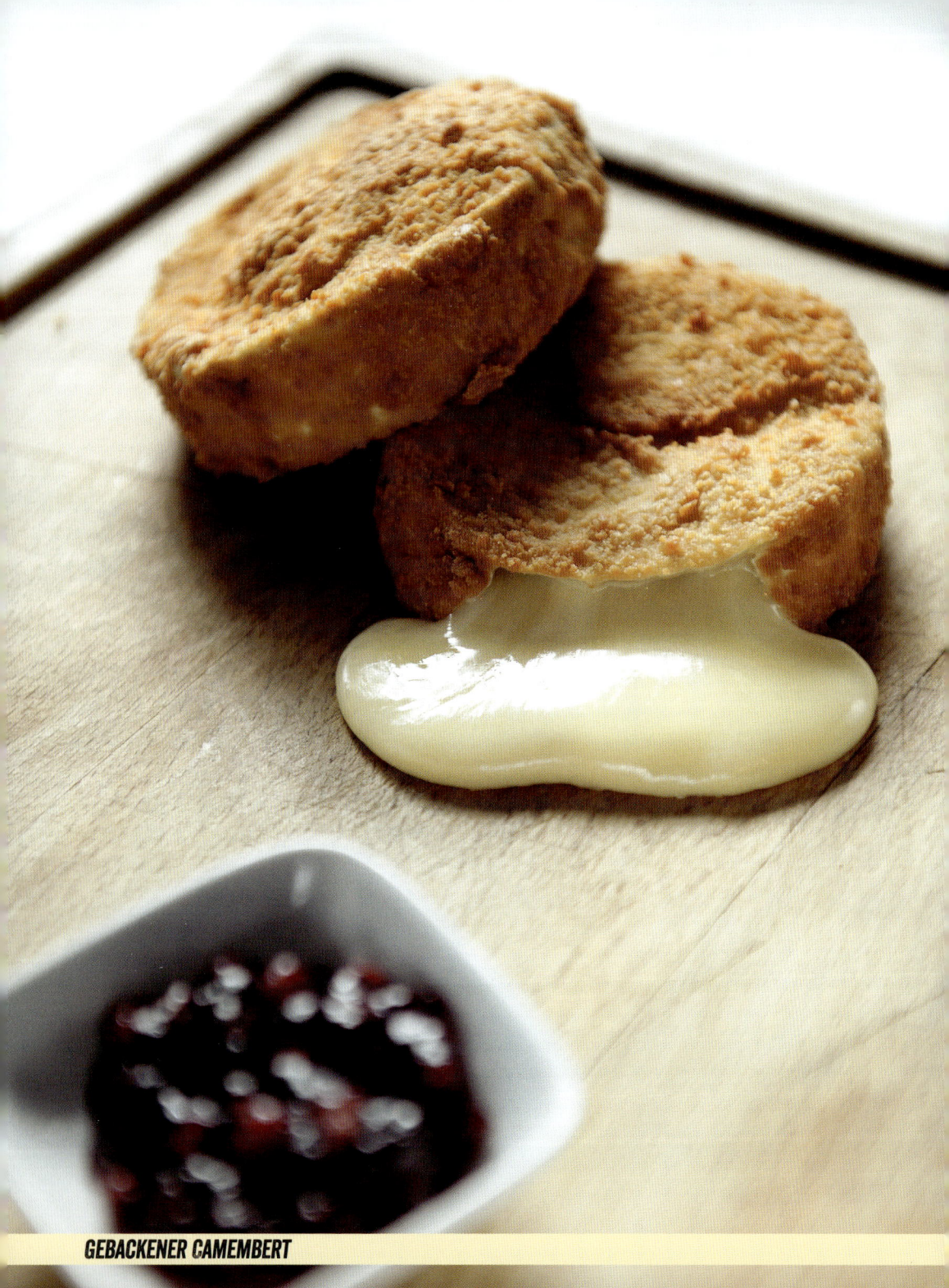

GEBACKENER CAMEMBERT

ZUTATEN

2	runde Camemberts à 150 g
2	Eier
75 g	Mandelmehl
1 EL	Gluten, ca. 10 g
	Sonnenblumenöl

★ Zur Vorbereitung der Panade schlagen Sie die beiden Eier in einen tiefen Teller, geben etwas Salz und Pfeffer dazu und verquirlen mit einer Gabel das Eigelb mit dem Eiweiß. Vermischen Sie in einem zweiten tiefen Teller das Mandelmehl mit dem Gluten.

★ Jeden Camembert einzeln erst in den Eiteller geben, sodass er von allen Seiten, auch am Rand, gut mit Ei überzogen ist, dann im Mandelmehl wenden. Der Käse sollte überall gleichmäßig mit Panade bedeckt sein.

★ In einer kleinen Pfanne (beide Camemberts sollten zusammen in die Pfanne passen) recht viel Sonnenblumenöl erhitzen. Das Öl sollte gut 1 cm hoch in der Pfanne stehen. Auf der höchsten Stufe erhitzen, die beiden Camemberts in das heiße Öl geben, dann die Temperatur auf mittlere Hitze zurückstellen und die Käsestücke auf beiden Seiten ca. 3 Minuten braten, bis die Panade schön goldbraun geworden ist.

★ TIPP ★

Nur selbstgemachte Preiselbeermarmelade verwenden. Ein Rezept finden Sie auf Seite 113.

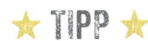 **KOHLENHYDRATE** 3,9 g

ALS BEILAGE Zucchini oder Beilagensalat

SCHAFSKÄSE IN ALUFOLIE

ZUTATEN

500 g	Schafskäse/Feta/Hirtenkäse, 2 Stücke
50 g	grüne Oliven, ohne Stein
1	grüne Paprika, 150 g
1	Tomate, ca. 100 g
1 kleine	Zwiebel, ca. 50 g
2	Knoblauchzehen
2 EL	Zitronensaft
	Olivenöl
1 gestr. TL	Kräuter der Provence oder italienische Kräutermischung
	Salz
	Pfeffer

★ In einer Schüssel die in grobe Würfel geschnittene Paprika, Tomate und Zwiebel, den geschälten und in Scheibchen geschnittenen Knoblauch, die Oliven, die Kräuter, etwas Salz und Pfeffer, den Zitronensaft sowie einen guten Schuss Olivenöl miteinander vermengen.

★ Jeweils 1 guten EL Olivenöl mittig auf zwei ca. 40 cm lange Stücke Alufolie geben und die beiden Käsestücke jeweils im Ganzen darauf legen. Den Inhalt der Schüssel jeweils zur Hälfte auf beide Käsestücke verteilen. Die Alufolie links und rechts über den Inhalt legen, die Seiten hoch rollen und die Päckchen gut verschließen.

★ Den Backofen auf 180 °C vorheizen (bei Umluft reichen 160 °C) und die Päckchen gut 30 Minuten garen lassen. Die beiden Portionen in der aufgeschnittenen Alufolie noch heiß servieren.

🔥 **KOHLENHYDRATE** 4,5 g

WIENERLE MIT RÜHREI

ZUTATEN

3 Paar	Wiener Würstchen
6	Eier
1 EL	Butter oder Margarine
1 Bund	frischer Schnittlauch
	Paprikapulver
	Salz
	Pfeffer

★ Den Schnittlauch abspülen und in feine Ringe schneiden. Die Eier aufschlagen und in einer Schüssel mit dem Schnittlauch, Salz und Pfeffer sowie etwas Paprikapulver gut verquirlen. Am besten geht das mit einer Gabel.

★ Die Wienerle in ca. 2 cm lange Stücke schneiden. Die Butter in der Pfanne zergehen lassen. Sobald sie leicht zu schäumen beginnt, die Würstchen hinzugeben und anbraten, bis sie leicht bräunlich werden. Die Eimasse in die Pfanne geben und das stockende Ei mit einem Pfannenwender in nicht zu kleine Stücke trennen und immer wieder wenden, bis das gesamte Ei gestockt ist.

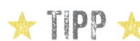 ★ TIPP ★

Hierzu passt sehr gut etwas Säuerliches, wie z. B. Essiggurken oder auch etwas zuckerfreies Ketchup.

🔥 KOHLENHYDRATE 3,3 g

ALS BEILAGE Beilagensalat

RUSSISCHE EIER

ZUTATEN

8 große Eier
1 TL Tomatenmark
1 TL Senf
Salz
Pfeffer

★ Kochen Sie die Eier hart (bei sehr großen Eiern ca. 10 Minuten), schrecken Sie sie unter kaltem Wasser ab, damit sie sich leichter pellen lassen, und lassen Sie sie abkühlen. Die gepellten Eier der Länge nach halbieren.
★ Stellen Sie zwei Schälchen bereit und entfernen das Eigelb vorsichtig aus den Eihälften. Das Eiweiß sollte dabei nicht beschädigt werden. Das Eigelb zu gleichen Teilen auf die zwei Schälchen verteilen. In das eine Schälchen das Tomatenmark, in das andere den Senf geben und beide mit etwas Salz und Pfeffer würzen. Beide Massen jeweils mit einer Gabel gut vermischen.
★ Mithilfe von 2 Teelöffeln füllen Sie die eine Hälfte der Eiweißhälften mit der Eigelb-Senf-Mischung und die andere mit der Eigelb-Tomatenmark-Mischung.

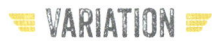 VARIATION

Sie können die russischen Eier auch mit Sardellen, Kapern oder auch Oliven garnieren.

◆ **KOHLENHYDRATE** 3,3 g

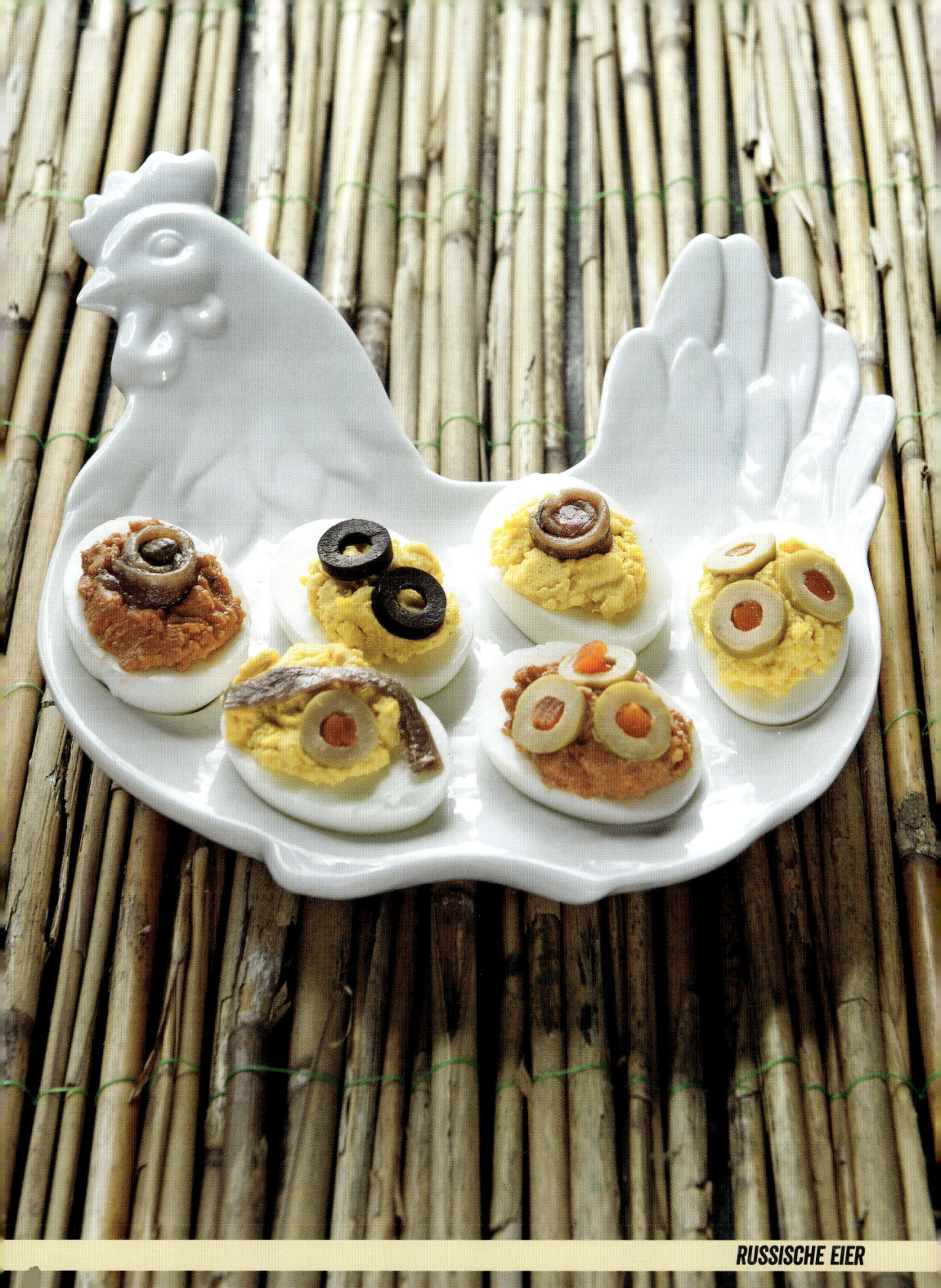

BROT

ZUTATEN

130 g	Mandelmehl
130 g	Gluten
50 g	Leinsamen
25 g	Sonnenblumen- oder
	Kürbiskerne (oder gemischt)
½	Hefewürfel
½ gestr. TL	gekörnte Brühe
300 ml	Mineralwasser mit Kohlensäure
	Butter oder Margarine
	Maggi Würze (optional)
1 gestr. TL	Brotgewürz
	Salz

★ In einem kleinen Schälchen die Hefe mit etwas warmem Wasser und der gekörnten Brühe auflösen und ca. 5 Minuten ziehen lassen. Falls Maggi-Würze zur Hand ist, einige Spritzer dazu mischen, dann geht die Hefe etwas besser.

★ In einer Schüssel das Gluten, das Mandelmehl, das Brotgewürz, die Leinsamen und die Kürbiskerne gut mischen und die Hefe und nach und nach das Mineralwasser hinzugeben. Alles mit Knethaken oder mit den Händen kräftig kneten und zu einer Kugel formen. Den Teig in einer mit einem Küchenhandtuch abgedeckten Schüssel mindestens 40 Minuten an einem warmen Ort gehen lassen.

★ Den Teig noch einmal kräftig kneten, damit er beim Backen gut aufgeht, und in eine mit Butter oder Margarine gefettete Kastenbackform geben. Den Backofen auf 180 °C (Ober-/Unterhitze bzw. 160 °C bzw. Umluft) vorheizen und das Brot ca. 50–60 Minuten backen. Wenn Sie mit einem Holzspieß in die Brotmitte stechen, sollte kein Teig haften bleiben.

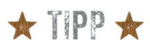 ★ TIPP ★

Ich habe mir für nur 15 Euro einen Backautomaten gekauft, in den man alle Zutaten hineingibt, auf „Backen" drückt und nach 2–3 Stunden ist das Brot fertig. Falls Sie auch damit arbeiten wollen, sollten Sie die trockenen Zutaten (Gluten, Mandelmehl etc.) vor dem Einfüllen sehr gut mischen.

Da das Brot doch nicht ganz KH-frei ist, sollte es nur bis nachmittags gegessen werden, abends wirklich nur als Ausnahme. Außerdem sollte es nur in dünnen Scheiben gegessen werden, um die aufgenommene Menge gering zu halten.

◉ KOHLENHYDRATE 1,2 g pro Scheibe bei 20 Stück

MARMELADE

ZUTATEN

1 kg	Beerenobst (Himbeeren, Brombeeren, Stachelbeeren, Preiselbeeren, Erdbeeren oder Cranberries)
1 Beutel	Dr. Oetker Gelfix Super 3:1 (19,25 g KH)
25 ml	flüssiger Süßstoff Rum (optional)

★ Falls Sie gefrorene Beeren verwenden, lassen Sie sie über Nacht auftauen. Bringen Sie die Beeren in einem großen Topf zum Kochen und stampfen Sie sie z. B. mit einem Bratenwender oder Kartoffelstampfer klein. Geben Sie Süßstoff hinzu, bis Ihnen der Obstbrei süß genug schmeckt.

★ Geben Sie das Gelierpulver hinzu und lassen Sie die Marmelade mindestens 3 Minuten unter ständigem Rühren stark kochen. Füllen Sie die Marmelade nun vorsichtig mit einer Schöpfkelle in Gläser mit Schraubverschluss.

★ Schwenken Sie den Deckel mit einem kleinen Schuss Rum aus. Dieser desinfiziert den Deckel und verhindert so Schimmelbildung. Den Deckel ausgießen und sofort auf das noch heiße Glas schrauben. Die Marmelade hält sich ungeöffnet mehrere Monate im Vorratsschrank und geöffnet viele Wochen im Kühlschrank.

★ TIPP ★

Achten Sie darauf, dass Ihre Flüssigsüße hitzebeständig ist.

Wenn Sie auf den Rum verzichten wollen, stellen Sie jedes frisch verschlossene Glas für einige Minuten auf den Kopf. Auch so wird der Raum zwischen Deckel und Marmeladenoberfläche keimfrei gemacht.

Beerenobst hat nicht weniger Kohlenhydrate als andere Obstsorten, jedoch gibt es auch hier große Unterschiede. Brombeeren schlagen nur mit ca. 2,8 g KH zu Buche, Stachelbeeren mit ca. 3,5 g KH, Cranberries bei ca. 4 g KH, Himbeeren und Preiselbeeren liegen bei ca. 5 g KH und Erdbeeren bei 5,8 g KH. Ich möchte Ihnen deshalb Brombeermarmelade ans Herz legen.

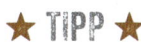 **KOHLENHYDRATE** Brombeermarmelade aus 1 kg Beeren + Gelfix hat gut 47 g KH auf die ganze Menge, pro Portion (TL ca. 15 g) nur **1 g.**

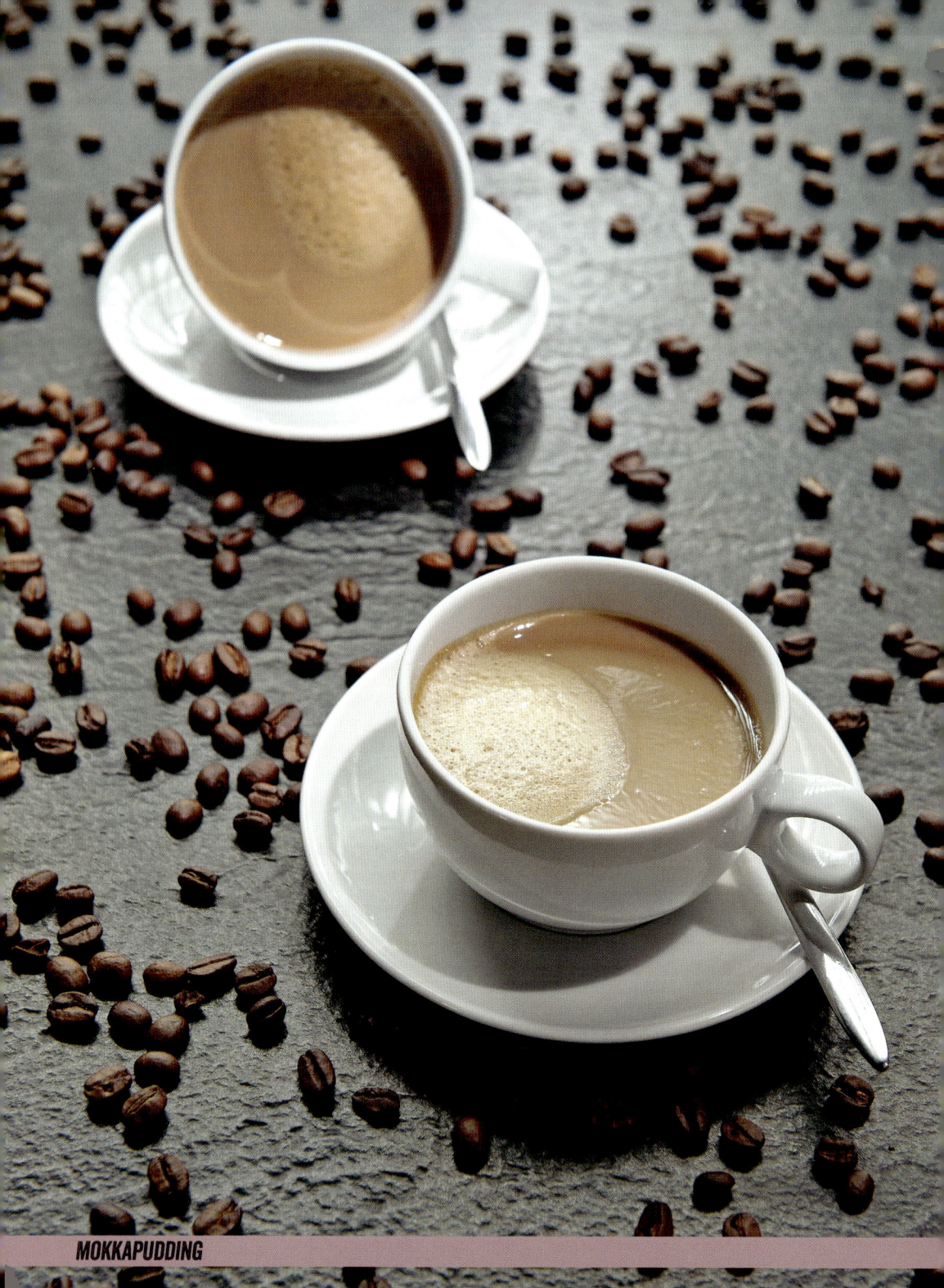

MOKKAPUDDING

ZUTATEN

350 ml	Alpro Soya (ungesüßt)
150 ml	Kaffee
6–8 Spritzer	flüssiger Süßstoff
	(hitzebeständig)
	Blattgelatine gemahlen

★ Geben Sie die Gelatine mit ca. 6 EL Wasser in eine kleine Schüssel. Gut verrühren und 10 Minuten quellen lassen.
★ Erhitzen Sie die Küchensahne zusammen mit einer Tasse Kaffee vorsichtig in einer Kasserolle. Sobald die Flüssigkeit zu köcheln beginnt, nehmen Sie den Topf sofort von der Kochstelle.
★ Geben Sie die gequollene Gelatine zusammen mit dem Süßstoff in die Kaffeesahne und schmecken Sie ab, ob es Ihnen süß genug ist. Füllen Sie die Creme in Gläser oder Schälchen und stellen Sie sie mehrere Stunden kalt.

🔥 **KOHLENHYDRATE** 1,0 g

BROMBEERQUARK

ZUTATEN

250 g	vollfetter Quark
	Flüssigsüßstoff
	Alpro Soya (ungesüßt!)
100 g	Brombeeren

★ Geben Sie den Quark in eine Schüssel und rühren Sie ihn mit der Soyasahne, den Beeren und einigen Spritzern Süßstoff cremig. Die Beeren können dabei zerquetscht werden, sie geben dann ihren Geschmack besser in den Quark ab.

🔥 **KOHLENHYDRATE** 5,0 g

GÖTTERSPEISE

ZUTATEN

1 Packung Götterspeise
6–8 Spritzer flüssiger Süßstoff
(hitzebeständig)

★ Bringen Sie in einer Kasserolle 500 ml Wasser zum Kochen und fügen Sie den Süßstoff hinzu. Sobald das Wasser kocht, von der Kochstelle nehmen und nicht wieder zurück auf die Platte stellen. Mit einem Schneebesen eine Packung Götterspeise einrühren, bis sich der Inhalt komplett aufgelöst hat. Probieren Sie vorsichtig, ob es Ihnen süß genug ist. Die flüssige Götterspeise nun in Gläser oder Schälchen füllen und für mehrere Stunden kalt stellen.

★ TIPP ★

Egal, welche Geschmacksrichtung von Götterspeise Sie verwenden, Himbeere, Kirsche, Zitrone und Waldmeister sind alle nahezu kohlenhydratfrei, wenn Sie Süßstoff statt Zucker verwenden.

🔥 **KOHLENHYDRATE** 0,0 g

MANDELPUDDING

ZUTATEN

500 ml Alpro Soya (ungesüßt)
8 Tropfen Backaroma Bittermandel
6–8 Spritzer flüssiger Süßstoff
(hitzebeständig)
Blattgelatine gemahlen

★ Geben Sie die Gelatine mit ca. 6 EL Wasser in eine kleine Schüssel. Gut verrühren und 10 Minuten quellen lassen.

★ Erhitzen Sie die vorsichtig in einer Kasserolle. Sobald die Flüssigkeit zu köcheln beginnt, nehmen Sie den Topf sofort von der Kochstelle.
★ Geben Sie die gequollene Gelatine zusammen mit dem Süßstoff und dem Mandelaroma in die Sahne und schmecken Sie ab, ob es Ihnen süß genug ist. Füllen Sie die Creme in Gläser oder Schälchen und stellen Sie sie mehrere Stunden kalt..

▼ VARIATION ▼

Dasselbe funktioniert natürlich auch mit Vanille-, Orangen-, Rum- oder anderen Aromen.

🔥 **KOHLENHYDRATE** 0,5 g

KÄSECHIPS

ZUTATEN

Schnittkäse, z. B. Gouda oder Emmentaler (vollfett)

★ Schneiden Sie Backpapier so zu, dass es in Ihre Mikrowelle passt. Die Käsescheiben in „kräckergroße" Stücke schneiden und auf dem Backpapier verteilen, dabei nicht zu eng legen, da der Käse etwas verläuft. 4 Minuten lang bei 800 W backen. Die Chips sind fertig, wenn sie bräunlich und knusprig werden und Blasen werfen.

Diese mehr als einfachen Käsechips halten tagelang auch außerhalb des Kühlschranks und bleiben, luftdicht verpackt, auch richtig knusprig. Mikrowellen sind leider in der Leistung sehr unterschiedlich, daher kann die „Backzeit" variieren.
Ich gebe hier keine Menge vor, da Sie selbst entscheiden können, wie viele Chips Sie mögen.

◆ **KOHLENHYDRATE** 0,0 g

PARMESANKRÄCKER

ZUTATEN

25 g	Mandelmehl
50 g	Parmesan
2	Eier
1 gestr. TL	Paprikapulver
1 gestr. TL	Salz
	Pfeffer

★ Reiben Sie den Parmesan in eine kleine Schüssel und vermengen Sie ihn mit dem Mandelmehl, den Eiern, dem Paprikapulver, dem Salz und etwas Pfeffer.
★ Legen Sie ein Backblech mit Backpapier aus und geben Sie den Teig mittig auf das Papier. Legen Sie einen blechbreiten Streifen Frischhaltefolie über den Teig und verteilen Sie ihn mit einer Teigrolle oder den Händen so flach wie möglich auf dem Blech. Achten Sie dabei darauf, dass der Teig überall gleich dick ist. Durch die Frischhaltefolie lässt sich der Teig wunderbar einfach flach rollen, ohne an der Rolle zu kleben. Vor dem Backen natürlich die Frischhaltefolie entfernen.
★ Bei 200 °C Ober-/Unterhitze (Umluft 180 °C) gute 25 Minuten backen, bis die Kräcker goldbraun werden. Den noch heißen Teig in mundgerechte Stücke teilen. Sehr gut geht das z. B. mit einem Pizzarad.

◆ **KOHLENHYDRATE** 1,5 g

WEITERE INFORMATIONEN ZUR MANNDIÄT ERHALTEN SIE UNTER WWW.DIE-MD.DE

DIE VORTEILE EINER MITGLIEDSCHAFT:

★ Alle Ratgeber-Kapitel stehen auch als **Audio-Version** zur Verfügung – gesprochen von Fernseh- und Radiomoderator Marco Heinsohn

★ Das **Forum** bietet die Möglichkeit des Austauschs mit dem Autor und Gleichgesinnten

★ Der **Blog** informiert über Neuigkeiten, neu entdeckte Produkte, Veranstaltungen etc.

★ Die **Rezepte** werden ständig durch leckere neue Ideen **erweitert**

★ Alle **Zutaten** sind **im Rohzustand** abgebildet, um ungeübten Hobbyköchen den Einkauf zu erleichtern

BESUCHEN SIE UNS AUCH AUF FACEBOOK

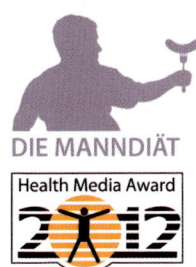

DIE MANNDIÄT

Health Media Award
2012

Produkt	g KH/100 g/ml	Produkt	g KH/100 g/ml

🪽 BACKWAREN 🪽

Produkt	g KH/100 g/ml	Produkt	g KH/100 g/ml
Backwaren süß (Plunder, Amerikaner, Nussschnecken etc.)	40,0 🔴	Kräcker (z. B. Tuc)	64,0 🔴
		Kuchen (z. B. Marmor- oder Sandkuchen)	52,0 🔴
Graubrot	44,0 🔴	Vollkornbrot	37,0 🔴
Kartoffelchips	40,0 🔴	Weißbrot (Toastbrot)	48,0 🔴

🪽 FETTE UND ÖLE 🪽

Produkt	g KH/100 g/ml	Produkt	g KH/100 g/ml
Butter	0,6 💚	Schmalz	0,0 💚
Kürbiskernöl	0,0 💚	Sesamöl	0,0 💚
Margarine	0,4 💚	Sonnenblumenöl	0,0 💚
Olivenöl	0,2 💚		

🪽 FISCH 🪽

Produkt	g KH/100 g/ml	Produkt	g KH/100 g/ml
Anchovis (Sardellen)	0,0 💚	Lachs	0,0 💚
Calamari	0,0 💚	Meeresfrüchte-Mix	0,5 💚
Eismeerkrabben	0,7 💚	Nordseekrabben	0,0 💚
Fisch (im Allgemeinen)	0,0 💚	Oktopus	0,0 💚
Flusskrebsschwänze	1,2 💚	Pangasius	0,0 💚
Forelle	0,0 💚	Räucherfisch	0,0 💚
Garnelen	1,0 💚	Sardellen	0,0 💚
Kabeljau	0,0 💚	Scampi	0,0 💚
Kaviar	4,0 💚	Seelachs	0,0 💚
Kaviar (Seehasenrogen)	1,7 💚	Thunfisch (Dose)	0,0 💚
King Prawns	0,7 💚	Thunfisch (frisch)	0,0 💚

🪽 FLEISCH 🪽

Produkt	g KH/100 g/ml	Produkt	g KH/100 g/ml
Bacon	0,0 💚	Leber (Kalb)	5,5 🔴
Bauchspeck (geräuchert)	0,0 💚	Leber (Schwein)	2,6 🟡
Blutwurst	1,0 💚	Leberkäse	1,0 💚
Bratwurst	1,0 💚	Mettenden	1,0 💚
Chorizo	1,0 💚	Räucherwurst	0,0 💚
Fleisch (alle Sorten)	0,0 💚	Rindfleisch	0,0 💚
Hackfleisch (gemischt)	0,0 💚	Salami	1,0 💚
Hackfleisch (Rind)	0,0 💚	Schinken (gekocht)	0,0 💚
Hackfleisch (Schwein)	0,0 💚	Schinken (roh)	0,0 💚
Lamm (Fleisch)	0,0 💚	Schweinekrustenchips	0,0 💚
Lammkeule	0,0 💚	Schweineschnitzel (pur)	0,0 💚

💚 uneingeschränkt erlaubt   🟡 in Maßen erlaubt   🔴 verboten

Produkt	g KH/100 g/ml	
Steak	0,0	♥
Wiener Würstchen	1,0	♥
Wurst	1,0	♥

GEFLÜGEL

Produkt	g KH/100 g/ml	
Eier	0,7	♥
Ente (Knusperente, Fertigprodukt)	0,1	♥
gibt es z B. bei Edeka und immer wieder als Aktionsware bei Lidl oder Penny.		
Hähnchenfleisch	0,0	♥
Leber (Huhn)	3,5	🔥
Putenfleisch	0,0	♥

GEMÜSE

Produkt	g KH/100 g/ml	
Artischocken (Dose/Glas)	1,6	♥
Artischocken (frisch)	1,0	♥
Avocados	0,4	♥
Bambussprossen	0,6	🔥
Blumenkohl	1,6	🔥
Bohnen (grün)	3,1	🔥
nur in geringen Mengen!		
Brokkoli	1,9	🔥
Chilis (frisch)	6,7	🔥
Chinakohl	0,9	♥
Eisbergsalat	1,6	♥
Essiggurken	0,7	♥
beim Kauf sehr auf den KH-Gehalt achten. Es gibt riesige Unterschiede!		
Feldsalat	0,7	♥
Fenchel	2,2	🔥
Frühlingszwiebeln	3,0	🔥
nur als Zutat!		
Grünkohl	0,7	♥
beim Kauf sehr auf den KH-Gehalt achten. Es gibt Produkte mit nur 0,7 g KH pro 100 g z. B. bei Aldi oder Lidl!		
Jalapeños	0,0	♥
Kapern	1,0	♥
Karotten	5,1	💣
Kartoffeln	14,8	💣
Knoblauch	23,6	🔥
nur zum Würzen verwenden!		
Kopfsalat	1,1	♥
Kürbis	4,6	💣
Kürbis (Hokkaido)	12,6	💣
Lauch (Porree)	2,5	🔥
Mais	21,0	💣
Mangold	2,5	🔥
Oliven	0,2	♥
Pak Choi	1,2	♥
Paprika (grün)	2,9	🔥
Paprika (rot)	6,4	💣
Peperoni	1,7	♥
Pommes frites	17,0	💣
Radicchio	1,5	♥
Römersalat	1,4	♥
Rosenkohl	2,2	🔥
Rotkohl	2,5	🔥
Rucola	2,1	♥
Salatgurke	1,8	🔥
Sauerkraut	ab 0,6	♥
beim Kauf sehr auf den KH-Gehalt achten. Es gibt riesige Unterschiede!		
Saure Gurken	1,7	🔥
beim Kauf sehr auf den KH-Gehalt achten. Es gibt riesige Unterschiede!		
Schalotten	8,5	💣
Sellerie (Knolle)	1,6	🔥
Sojasprossen	3,5	🔥
Spargel (frisch)	1,6	🔥

Produkt	g KH/100 g/ml	Produkt	g KH/100 g/ml
Spargel (Glas/Dose)	1,2 🔶	Weißkohl	3,0 🔶
Spinat/Blattspinat	0,5 💚	Zucchini	2,0 💚
Staudensellerie	2,2 🔶	Zwiebel	3,9 🔶
Tomate	2,6 🔶		

🔻 GETRÄNKE 🔻

Produkt	g KH/100 g/ml	Produkt	g KH/100 g/ml
Apfelsaft	10,0 🔴	Pepsi	10,9 🔴
Bier	3,0 🔴	Pepsi Light	0,0 💚
es gibt KH-reduzierte Biere im Handel,		Portwein	12,0 🔴
z. B. von Maisel oder Paulaner. Aber auch		Rotwein (leicht)	2,4 🔶
davon nur sehr wenig zu sich nehmen.		Rotwein (schwer)	2,5 🔶
Coca-Cola	10,6 🔴	Rum	0,0 💚
Coca-Cola Light	0,1 💚	Schnaps (reine Destillate)	0,0 💚
Coke Zero	0,1 💚	Schwip-Schwap	11,0 🔴
Fanta Orange	9,5 🔴	Schwip-Schwap Light	0,3 🔶
Fanta Zero	0,4 🔶	Sprite	9,1 🔴
nur in geringen Mengen!		Sprite Zero	0,0 💚
Kaffee	0,3 🔶	Tee (Früchte)	0,2 💚
Likör (z. B. Ramazzotti, Mittelwert)	25,0 🔴	Tee (grün)	0,0 💚
Lipton Eistee (No Sugar)	0,1 💚	Tee (Pfefferminz)	0,2 💚
gibt es in den Geschmacksrichtungen		Tee (schwarz)	0,0 💚
Zitrone und Pfirsich		Wasser	0,0 💚
Mezzo Mix	10,6 🔴	Weißwein (halbtrocken)	2,6 🔶
Mezzo Mix Zero	0,2 💚	Weißwein (lieblich)	5,9 🔴
Nestea Pfirsich (ohne Zucker)	0,2 💚	Weißwein (trocken)	0,5 🔶
Orangensaft	9,0 🔴	Whisky	0,0 💚
Paulaner Münchner Diät-Bier	0,6 🔶	Wodka	0,0 💚

🔻 GETREIDE 🔻

Produkt	g KH/100 g/ml	Produkt	g KH/100 g/ml
Gluten	8,0 🔶	Nudeln	68,0 🔴
nur in geringen Mengen!		Reis	25,0 🔴
Kornflakes	80,0 🔴	Stärke	85,0 🔴
Müsli	60,0 🔴		

🔻 KÄSE UND MILCHPRODUKTE 🔻

Produkt	g KH/100 g/ml	Produkt	g KH/100 g/ml
Alpro Soya (ungesüßt)	0,2 💚	Camembert	0,0 💚
Alpro Soya Cuisine (Kochsahne)	1,6 💚	Cheddar	0,0 💚

Produkt	g KH/100 g/ml	Produkt	g KH/100 g/ml
Emmentaler	0,0 ♥	Manchego	0,0 ♥
Feta/Hirtenkäse/Schafskäse	0,1 ♥	Milch	4,8 🔥
Frischkäse	2,8 ♥	*nur z. B. einen Schuss in den Kaffee!*	
nur als Zutat!		Quark mager	3,6 🔥
Fruchtjoghurt	(Mittelwert) 12,0 💣	Quark Vollfett	3,2 🔥
Gorgonzola	0,0 ♥	Saint Albray (zum Kochen!)	1,0 ♥
Gouda	0,0 ♥	Schafskäse	0,0 ♥
Hartkäse	0,0 ♥	Schmelzkäse	0,9 🔥
Hüttenkäse	1,0 ♥	Tofu	0,6 ♥
Joghurt	4,0 💣	Zaziki	7,0 🔥
Käseraspel (fertig)	2,0 🔥	*nur in geringen Mengen bzw. ist das Low-Carb-Zaziki aus dem Rezeptteil erlaubt!*	
Vorsicht! Käseraspel sind oft mit Stärke bepudert, damit sie nicht zusammenkleben.			

🔰 KRÄUTER 🔰

Produkt	g KH/100 g/ml	Produkt	g KH/100 g/ml
Bärlauch	1,9 🔥	Kräutermischung (gefroren)	5,0 🔥
nur zum Würzen verwenden!		*z. B. Iglo 8 Kräuter*	
Dill	8,0 🔥	Petersilie	7,4 🔥
nur zum Würzen verwenden!		*nur zum Würzen verwenden!*	
Koriander (frisch)	16,4 🔥	Schnittlauch	1,4 ♥
nur zum Würzen verwenden!		*nur in geringen Mengen!*	

🔰 NÜSSE 🔰

Produkt	g KH/100 g/ml	Produkt	g KH/100 g/ml
Cashewkerne	32,7 💣	Mandeln	3,7 🔥
Erdnüsse	8,3 🔥	*nur in geringen Mengen!*	
nur in geringen Mengen!		Walnüsse	10,6 🔥
Haselnüsse	10,5 🔥	*nur in geringen Mengen!*	
nur in geringen Mengen!			

🔰 OBST 🔰

Produkt	g KH/100 g/ml	Produkt	g KH/100 g/ml
Äpfel	11,4 💣	Himbeeren	5,0 🔥
Blaubeeren	7,4 🔥	*nur in geringen Mengen!*	
nur in geringen Mengen!		Kirschen	13,3 💣
Brombeeren	2,8 🔥	Zitronen	8,0 🔥
nur in geringen Mengen!		*nur als Zutat!*	
Erdbeeren	5,8 🔥	Zitronensaft	8,0 🔥
nur in geringen Mengen!		*nur als Zutat!*	

Produkt	g KH/100 g/ml	Produkt	g KH/100 g/ml

🌾 PILZE 🌾

Produkt	g KH/100 g/ml	Produkt	g KH/100 g/ml
Austernpilze	0,0 💚	Pfifferlinge (frisch)	0,2 💚
Champignons	0,5 💚	Pfifferlinge (Glas/Dose)	0,3 💚
Dosenpilze	0,3 💚	Shiitake-Pilze	12,0 🧨
Mu-Err-Pilze	0,5 💚		

🌾 SÜSSIGKEITEN 🌾

Produkt	g KH/100 g/ml	Produkt	g KH/100 g/ml
Bonbons	95,0 🧨	Schokolade (dunkel)	45,0 🧨
Honig	81,0 🧨	Schokolade (Vollmilch)	55,0 🧨
Nutella	56,8 🧨		

🌾 ZUTATEN 🌾

Produkt	g KH/100 g/ml	Produkt	g KH/100 g/ml
Balsamico	0,6 💚	Mayonnaise	ab 0,2 💚
Bindobin	1,5 💚	*beim Kauf sehr auf den KH-Gehalt achten.*	
Dr. Oetker Gelfix Super 3:1	77,0 💛	*Es gibt erhebliche Unterschiede. Von*	
zur Zubereitung von Marmelade nötig!		*Bruckmann gibt es Delikatess-Mayonnaise*	
Essig	0,6 💚	*mit nur 0,2 g KH!*	
Gekörnte Brühe (Knorr Delikatessbrühe)	0,1 💚	Sambal Oelek	6,0 💚
sehr auf KH-Gehalt achten! Knorr oder Kania		*nur in geringen Mengen!*	
Brühe hat nur ca. 0,1 g KH auf 100 ml.		Sauce Hollandaise	2,0 💛
Gewürze	30,0 💚	*nur in geringen Mengen!*	
die Menge, die verwendet wird, ist recht gering,		Sauce Hollandaise (selbst gemacht)	0,1 💚
daher sind Gewürze trotz hohem KH-Gehalt		Senf (mittelscharf)	6,0 💛
erlaubt.		*bei Edeka gibt es von der Hausmarke Gut &*	
Ingwer	9,0 💛	*Günstig sogar Senf mit nur 2,2 g KH/100 ml.*	
nur zum Würzen verwenden!		Sesam	10,2 💛
Ketchup	30,0 🧨	*nur in geringen Mengen!*	
Ketchup light	8,0 💛	Sojasauce	5,5 💚
nicht jedes Light-Produkt ist auch wirklich		Sonnenblumenkerne	20,0 💛
light. Es gibt viele Blender. Kaufen Sie nur		*nur in geringen Mengen!*	
Produkte unter 9 g KH!		Stevia	0,0 💚
Kürbiskerne (geschält)	8,0 💛	Süßstoff (flüssig)	0,0 💚
nur in geringen Mengen!		Süßstoff (Tabletten)	0,0 💚
Leinsamen	0,0 💚	Tomatenmark	12,0 💛
Mandelmehl	7,0 💛	*nur in geringen Mengen!*	
nur in geringen Mengen!		Wela Feine Soße zu Braten	0,3 💚
		Zucker	100,0 🧨

💚 uneingeschränkt erlaubt 💛 in Maßen erlaubt 🧨 verboten

BINDOBIN

Eine Sauce kohlenhydratarm anzudicken
war für mich anfänglich ein immenses
Problem, bis ich auf Bindobin gestoßen
bin. Dieses rein pflanzliche Bindemittel
ermöglicht es dem Low-Carb-Koch, Saucen,
Suppen oder auch Desserts eine tolle
Bindung zu geben, ohne dazu eine klassische
Mehlschwitze mit Stärke verwenden zu
müssen. Bindobin ist eine der maßgeblichen
„Zutaten" für viele Gerichte meiner Manndiät.

★ Tartex Bindobin ist ein pflanzliches
Bindemittel aus Johannisbrotkernmehl, das
anstelle von Mehl, Eigelb oder Stärkemehl in
der gesundheitsbewussten Küche eingesetzt
wird. Tartex Bindobin ist kalorienarm,
geschmacksneutral, natriumarm, sehr
ergiebig und enthält purinfreie Rohstoffe.
Es hat einen hohen Anteil an Quell- und
Ballaststoffen und ist frei von verwertbaren
Kohlenhydraten. Tartex Bindobin erhöht
deutlich den Sättigungswert von Suppen,
Saucen, Desserts oder Säften und
hilft so, Kohlenhydrate einzusparen.

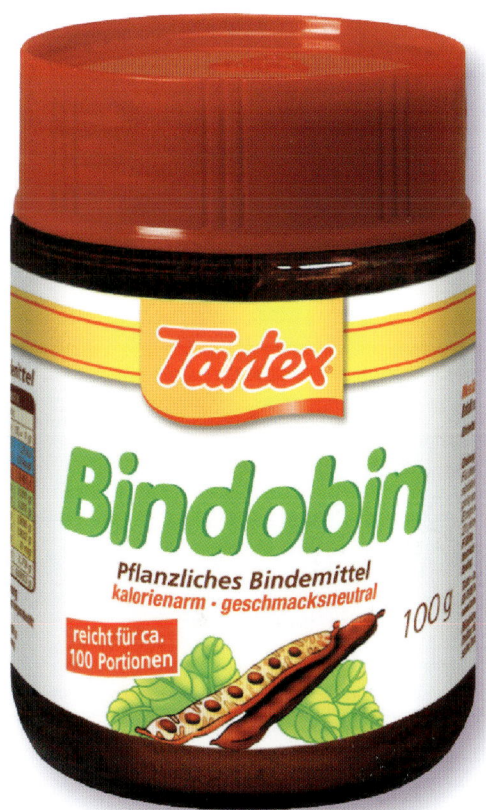

ZUTATEN

Johannisbrotkernmehl E 410, Calciumlactat E 327

NÄHRWERTE pro 100 g:

Brennwert	765 kJ / 189 kcal
Fett	0,6 g
davon gesättigte Fettsäuren	0,2 g
Kohlenhydrate	1,5 g
davon Zucker	0,5 g
Ballaststoffe	79,0 g
Eiweiß	5,0 g
Salz	‹ 0,01 g

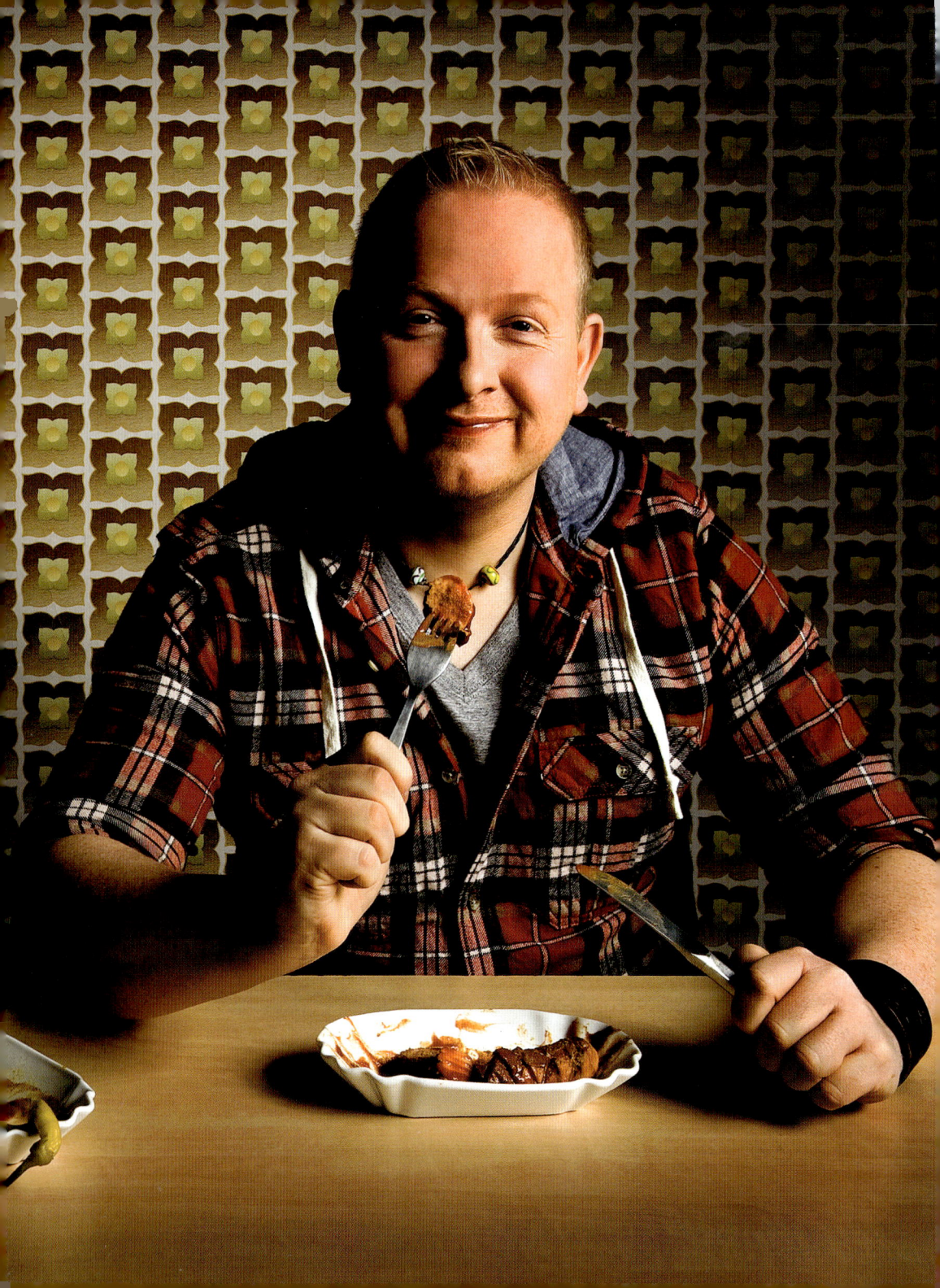